實戰智慧館 527

你想到，我做到

小林製藥從「小池大魚」出發，讓創意熱賣的經營祕訣

小林製薬アイデアをヒットさせる経営

小林一雅 著
連雪雅 譯

推薦文

日本企業的三意創新基因

吳仁麟（點子農場顧問公司執行長）

有位老朋友到日本多年，除了語言打下了基礎，還考到房地產仲介人的執照，也在一家三十多年歷史的仲介公司找到工作。

他回台北度假時問我，在日本該如何創新突破、讓工作更進步？

我沒在日本工作過，更不懂房地產，但是相信不管在任何時空，創新這件事有它的基本邏輯——先掌握痛點，明白問題到底是什麼。

他說不是很認同日本主管的有些要求，比如明知在街頭發傳單沒效果，還是會要求他去發；找案源時，明明用網路可以快速掌握大量資訊，卻要求他去掃街。

我說，這是因為東方世界傳遞知識的方式和西方社會完全不同。西方人的知識管理偏重「外顯知識」，東方人重視「內隱知識」。外顯知識靠文字圖像傳達，內隱知識往往「只能意會，不可言傳」。在全球化時代的今天，東西方文化不斷融合，這兩種知識又可以構出四種組合（內到內、內到外、外到外、外到內），其實也就是「內隱」和「外顯」兩種語境系統的溝通，把人類的知識和文明不斷提升。

野中裕次郎是探索這兩種不同知識形態的日本學者，他的論述點醒了全球的知識管理研究，被尊為「知識管理之父」。某年因緣際會，我們在台北見了面，他說吸收知識和創新工作最重要的是「三現思維」——到「現場」，看「現物」，了解「現實」。光躲在辦公室裡看報表分析資料，是無法了解真相、找到創新能量。

朋友聽我這樣一說，總算有點明白為什麼日本老闆會那樣要求他了。日本的創新文化有一套自己的堅持和論述，簡單來說，就是每天不斷地執行「三現工作」，讓創新這件事成為一種生活，甚至像呼吸一樣自然。

如同本書作者小林先生所描繪的畫面，小林製藥展現了追求創新的強烈意志。從思考資源的限制到尋找利基市場，不斷地用「小池大魚」的思維去建構自己的護城河，在充滿機會的大市場裡以差異化思考與行動。不需要頭破血流搶當第一，而是在自己所開發出的市場裡成為唯一，獨享小池裡的所有大魚。

一九九九年股票公開發行後，小林製藥數十年磨一劍，以「小池大魚」策略，不斷地創新產品和發展新市場。從日本國內走向全球，在歐美和亞洲都擁有廣大消費群，背後原因其實是「創意」、「公益」和「生意」這「三意」生生不息地循環。當一個企業在經營的每一秒都能精準思考和實現「三意」，就能讓三者彼此加值推動。

小林製藥在創業一百多年的歲月裡，始終專注於了解消費大眾的需要，並且精準定位自己推出創新的產品，這種從公眾利益出發的思考，自然能創造出亮眼的經營成績，再把獲利持續投入創新，如此生生不息。

這是一本日本百年企業的三意故事，更是每個企業人不可錯過的三意創新教科書。

推薦文

反省失敗，才能追求進步

曹玉婷（臺大醫院北護分院主治醫師）

小白兔暖暖包、馬桶清潔錠、液體絆創膏、小林退熱貼……或許你的家裡曾有過這些好用的日常生活用品，但未必知道它們來自已有百年歷史的日本小林製藥。這家公司是如何做到源源不絕的創新，發展出這些熱賣商品，在競爭的商場上持續占有一席之地？

《你想到，我做到》這本書，讓我們一窺小林製藥的創新祕訣與經營哲學。書中提到的許多概念，雖是從企業經營者的角度出發，但我讀完後，發現也十分適合一般讀者運用在個人生活與工作中。

例如作者提到，小林製藥非常重視「坦然談論失敗」的企業文化，透過反省失敗的原因，才能讓公司不陷入傲慢自大的衰敗，而能持續追求進步。

這讓我想起，在醫界的訓練與服務生涯中一個非常獨特的併發症死亡討論會（mortality or morbidity conference, M&M conference）。這種會議的宗旨，就在於從過去的失敗案例中學習：有哪些地方是我們若重來一次，可以做到更好的？

在這樣的會議中，大家都有默契要就事論事，避免情緒發言與人身攻擊，由臨床照顧的醫師來介紹本次個案的病史及治療過程。所有的與會醫師不分年資、無論頭銜，都可以針對細節提出各種大大小小問題，或者指出具體錯誤，提出更好的做法。

這樣的會議必須要營造有安全感的氛圍，正好呼應本書提到『坦然談論失敗』的文化，報告併發症或死亡案例的照顧醫師，才不會為了想逃避責任而隱瞞事實。唯有將失敗經驗如實分享，才有機會透過檢討了解真正原因。大家互相交流觀點，找到思考的盲點，讓每位醫師都能學到新的知識及寶貴經驗。每個人都不想失敗，但都可能失敗，而最重要的都是該怎麼做才能避免重蹈覆徹，這正是失敗帶來的重要意義。

作者提到小林製藥曾經歷過的重大失敗之一，就是多角化經營時加入不了解現場的領域，只憑二手資訊就跨域，結果失敗收場。在檢討會議之後，修正方向為對本業有加乘效果的領域。這在現今斜槓文化盛行的年代，對於個人也很有啟發性。

有些人看到什麼熱門的就想跟風，卻沒思考額外花費的時間與金錢，能否帶來實質效益或個人成長。結果，新的領域沒能掌握，反而連本業都做不好，得不償失。當然，這邊談的不是「外科醫師當歌手」這種與個人興趣相關的斜槓，而是「為了創造實質收益而投入有限資源」的斜槓。

正因為資源有限，斜槓成功的人往往懂得思考如何從本業出發，也就是既有的專長，或原本得以謀生的工作技能，往外圍尋找對本業有加乘效果、又有利基的領域去擴大經營，讓有限的資源（時間、金錢等）發揮最大效益。

祝福每一位讀者都能從本書得到啟發，經營你的精彩人生！

推薦文

以小博大，翻轉市場

愛瑞克（《內在原力》作者、TMBA共同創辦人）

很榮幸恰逢我的拙作《原力效應》即將問世同時，為《你想到，我做到》這本好書撰寫推薦序，因為，小林製藥即是一家充分發揮出原力效應的企業典範，讀來深感共鳴，好多觀點都讓我頻頻點頭叫好！

例如作者（也就是小林製藥現任會長）說：「即便沒有市場，還是有顧客希望『如果有那個的話就太好了』。於是我心中萌生了挖掘那種潛在需求的念頭，針對小眾市場創造專屬產品的概念。」這就是《原力效應》所強調的：「從客戶體驗出發的逆向產品開發」才是更能使產品熱賣的方法。每一家公司都有工程團隊，但為什麼並非都能持續打造出讓客戶趨之若鶩的熱銷產品呢？這意謂著關鍵原因或許不是在技術層次，而是在需求層面。與其由公司大費周章地設計出一堆產品，但客戶不喜歡，倒不如直接從客戶想要的體驗當做起點，逆向建造出客戶想要的東西。

即便研發團隊覺得這些客戶的需求不切實際，或許專家們覺得這些產品沒什麼了不起，也或許同業競爭者認為那僅是少數人的需要，沒有夠大的市場價值，因此多數大廠並無意投入資源去創造那樣的產品和服務。但就因為大廠沒進去，把機會空出來，讓你主導了這整個市場！不要小看了「小池」，因為當我們成為這個小池中的主導者，就可能複製這個經驗，投射到全世界其他國家的市場，而集結好幾個國家的市場，就是大池！

此書不僅談理念，更談實作。書中舉了好幾個小林製藥熱賣產品的實例，從構想的誕生、公司內部評估討論的過程、關鍵決策的擬定、市場測試，以及最終產品推出後如何與消費者互動溝通等，給了我們相當寶貴的經驗借鏡。當然，我們不太可能再去開發出這些相似產品，但他們取勝的方法和思維模式，例如「產品必須簡單易懂」、「絕對要趕上時間」，相當值得我們學習。

此書不僅談成功案例，也談失敗案例。小林製藥曾數度遭遇大失敗，只要馬上收手，設法控制損失，通常也能挽回頹勢，但作者提醒：「經歷這樣的失敗卻還能持續成長，就會產生傲慢的心，完全忘了要保持謙虛。」這正是許多企業巨人倒下的原因。而小林製藥能成為日本百年企業，則是歷任經營者們不斷自我提醒，謙虛不驕傲，並落實到日常與員工溝通互動之中。

作者小林一雅是令我深深佩服的大企業經營者，充分展現「內在原力」的各種心態設定；小林製藥則是一家令人尊敬的企業，屢屢驗證了發揮「原力效應」是以小博大、足以翻轉市場競爭態勢的關鍵力量。此書囊括了他們獲致成功的思維、理念及習慣，加上他們在市場第一線作戰的實例，很值得一讀！

願原力與你同在！

推薦文

三個關鍵造就創意小林

鄭俊德（閱讀人社群主編）

提到最有創意的企業，我想你一定不假思索非3M莫屬，舉凡便利貼、膠帶到熱水壺、淨水器、居家護理等，幾乎生活用品無所不包。但我現在要推薦的這家公司是日本企業「小林製藥」，它的商品也是日本生活居家處處可見，就創意發展而言甚至不遑多讓。

小林製藥已有一百多年歷史，起初是醫藥品批發商，因緣際會下在一九六〇年代以馬桶清潔錠「BLUELET」成為新興市場先驅，而後又推出各式多元的熱銷商品，如緩和肩頸痠痛的「安摩樂」、牙線棒、退熱貼等。

多樣的商品線從護理產品到居家用品，日本家庭幾乎少不了。同時小林製藥的商品在台灣也是大獲好評，連我家也有小林退熱貼，只要家有孩童，幾乎是戶戶具備的退燒神器。

但日本企業向來嚴謹、紀律、有禮，卻也容易使得創意發展陷入穀倉效應，擅自提出建議、甚至說出反對意見，都被認為是不禮貌的言行。也因此一定有什麼關鍵，是小林製藥與眾不同的地方，我彙整出三個關鍵重點，分別是人、事、物。

人：觀察力、思考力、實驗力

前文提到的「BLUELET」，這個從馬桶看到商機的創意發現，正是「小林製藥會長」小林一雅留學美國期間的觀察經驗轉化而來。

美國的抽水馬桶普及便利，讓他深信日本不久也將迎來西方廁所設備的安裝熱潮，到時一定會有不少廁所產品需求，於是回到日本後立刻投入相關研發。

「BLUELET」正是在小林一雅的觀察力下發現的商品，並以思考力推算未來的趨勢，採取實驗力的精神，實際投入研發與產品的推廣。這樣的精神也成為小林製藥而後創意發展很重要的指標。

事：小池大魚策略

在書中最讓我驚豔的就是「小池大魚策略」，不在紅海與眾多廠商擠破頭搶微利，而是試著在小眾市場的藍海中發現商機，這個商機甚至毛利更高，競爭對手更少，輕而易舉就能成為市占率的龍頭角色。

所以，像是廁所芳香劑「SAWADAY」、馬桶清潔錠「BLUELET」、緩和肩頸痠痛的「安摩樂」等，都是鎖定小眾市場，成為市場上的常勝軍。

物：簡單易懂原則、員工提案制度

在創意產品發展中，小林製藥的開發原則以「簡單易懂」為最核心目標，無論是「命名」、「包裝」、「廣告」、「促銷」，都要能讓多數人不需花腦筋就知道商品用途，並且以朗朗上口為目標。

為了達成簡單易懂原則，整體的企業文化也同步革新，從員工平日的工作習慣、會議、信件溝通等，都必須以此原則為基準。

另外，小林一雅會長建立的「創意提案制度」，從一般員工到社長，都可以針對公司產品、業務改善提出自己的看法，並從中找尋可能性的商機。這也成為小林製藥很重要的文化，每個人都能提出看法，完全顛覆我對日本企業嚴謹的印象。

最後，《你想到，我做到》一書不只談創意，更談發展過程遇到的困難與失敗，大方揭露小林企業的經營祕辛，希望幫助更多企業不再重蹈覆轍。

向大家推薦這本好書，從中收獲觀察力、思考力、實驗力，發現適合的商機，為世界帶來更好的商品，使人們的生活更加舒服便利。

目錄

第一部

讓創意大賣──市場行銷戰略篇

第二部

成為讓員工幸福的企業——組織與人才管理篇

第三部 逆境與失敗是將來的養分——經營哲學篇

前言

小林製藥的總公司位於大阪知名的「藥街」道修町，有些人是因為「BLUELET」或「消臭元」這些日常衛生用品，或是電視廣告標語「你想到，我做到」而知道這家公司，聽聞它是以「商品名稱簡單易懂」廣為人知。能夠成為社會大眾熟知的廠商，我感到非常開心。

公司集團在二〇二〇年的營收是一千五百零五億日圓。身為醫藥品廠商，營收規模比武田藥品工業或鹽野義製藥這些誕生於道修町、成長為大企業的公司來得小；而作為經手日常衛生用品的主要廠商，也比花王或寶僑（P&G）來得小。儘管如此，承蒙消費者的愛護，本公司連續二十三期[1]

收益（淨利）增加，股票上市至今已連續二十二期能夠增配股息。

常有人問我，維持公司順利經營有什麼祕訣。雖然我認為公司仍在成長階段，但對於近年處於「再成長期」的經營幹部，身為會長[2]的我履行了職責，將迄今為止積累的經驗傳授下去。我和現任社長小林章浩特別針對市場行銷持續交換意見，強化傳承意識。

回顧過往所傳達的個人知識與經驗，彙整成本書的內容。面對後疫情時代，我想或許能夠成為努力打拚事業人們的參考。

二〇二一年十二月

小林製藥會長　小林一雅

1「期」為財報會計期間，通常是一年。
2 日本的「會長」相當於「董事長」。

序章

一切源自「你想到，我做到」的體現

增加利益與股息的「優勢」與戰略

為什麼小林製藥能夠發展至今日的規模呢？若要回答這個問題，坦白說，就和多數經營者一樣，我會說是承蒙顧客的支持與愛護。

然而，從企業戰略的觀點來看，硬要說出理由的話，或許可說是我們始終堅持「利基者」（nicher）[3]；不是「領導者」也不是「挑戰者」或「跟隨者」，而是「利基者」。

不過，我並非遵循現代行銷學權威菲利普・科特勒（Philip Kotler）[4]教授提倡的理論結構在經營公司。我只是做好本分之事，具體實現在沒有消費的地方創造消費，打造新市場。

即便沒有市場，還是有顧客希望「如果有那個的話就太好了」。於是我心中萌生了挖掘那種潛在需求的念頭，針對小眾市場創造專屬產品的概念。然後根據那樣的概念開發新產品、投入市場，並打造成暢銷商品。

在這種商業模式的體現與進化中，公司會就經營上的所有要件（經營理念、行銷戰略、組織與人才管理等）做最妥適的調整。

當然，經營者或許應該都知道，費盡心思構築的商業模式隨時可能被模仿，但我有自信，小林製藥的商業模式沒那麼容易被模仿。

---

3 指企業在一個非常競爭的大市場中，找到屬於自己的小市場，而這片藍海就是「利基市場」，又稱為「小眾市場」。

4 菲利普・科特勒為知名行銷管理大師，曾任ＩＢＭ、可口可樂、摩托羅拉等多家大型企業的顧問，其著作《行銷管理學》（*Marketing Management*）為廣泛使用的行銷教科書。

所謂的經營，就是為了他人所做的事，是人與人之間發揮彼此創意的場合。小林製藥的商業模式便是以這樣的認知為前提建立而成。

此外，就像「創造性模仿」這個經營用語，即便是從模仿開始，如果無法結合加入新附加價值的創造，這門生意是不會成功的，更不可能持續壯大經營。

我將根據自身經驗，針對經營的見解、想法與實際的管理型態，透過具體實例逐一說明。首先，我想在〈序章〉中回顧小林製藥是如何奠定基礎。

「戰場」在哪裡——尋求企業的活路

不知從何時開始，我將小林製藥在小眾市場奮鬥的經營狀態稱為「小池大魚」的戰略。

這個水池雖小，依然有魚。找出有魚的小水池，然後拋出釣線，但不只是在等魚上鈎而已，而是在其他釣客出現之前，搶先來到那個水池釣魚。

構成這套獨特戰略的原點，就是至今市場上仍受到廣大顧客支持的三大商品的開發與發展——「安摩樂」、「BLUELET」和「SAWADAY」，這些都是我赴美留學期間所發想出來的商品。

大學畢業後進入公司沒多久，當時二十五歲的我獲得赴美研修兩週的機會，我代替當時的社長、也就是我的母親第一次造訪美國。

在一九六四年那個年代，到美國出差是很稀有的事，初次見到的景色帶給我很大的衝擊與刺激，於是在興趣與好奇心的驅使下，我決定在美國留學一年。

留學期間，我始終惦記著公司和工作，只要覺得「這個好！」的商品就想帶回日本，重新進行開發與販售。

即使是現在，美國仍是走在世界最前端的國家，但當時我常見到美國流行的事物在世界各地廣為流傳。因此無論哪個行業都認為，勝負的關鍵就在於搶先發現、製造並販售在日本尚未販賣的商品。

儘管當時我還年輕、經驗不足，但這個時期不顧一切投入工作之中，結果成功實現每一項事業，為現在的小林製藥找到活路，想想經營真是不可思議的事啊。

「沒人想做的生意」才有勝算

「SAWADAY」的熱賣

在日本尚未形成消費市場的狀況下，若能搶先開發客人覺得「如果有會想買」的商品，就等同於沒有競爭對手。

基於這個簡單的想法，我陸續著手開發出「安摩樂」、「BLUELET」以及「SAWADAY」。最後的「SAWADAY」於一九七五年五月開始販售。

日本自古以來就有焚香與線香的文化，日本人對香氣或氣味很敏感，即便進入一九七〇年代，與歐美國家不同的是，廁所或房間的除臭芳香劑市場仍是

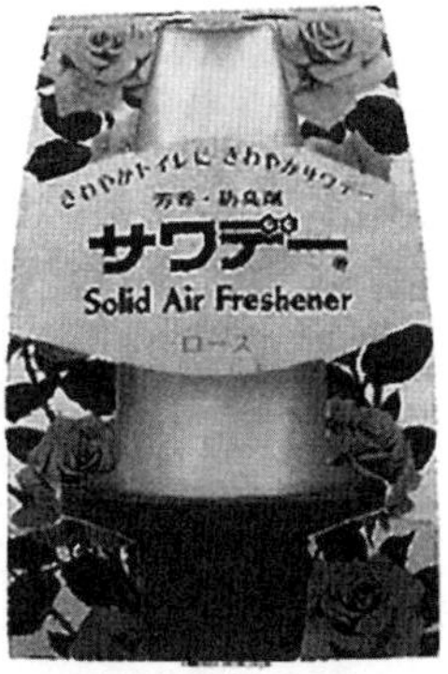

初期的SAWADAY，包裝上印著「清爽的SAWADAY」宣傳標語。

不成熟的狀態。

留學期間，我看到美國的廁所馬桶潔淨光亮，芳香劑飄出宜人的香氣。相較之下，當時日本的廁所還在使用氣味刺鼻的除臭球。

就在那時，我發掘到「清爽香氣」、「花香」除臭芳香劑的需求，推出名為「SAWADAY」的新商品，獲得了巨大的成功。

說到熱賣的理由，我認為是因為日本人對廁所用品「不乾淨」的刻板印象。以往日本的廁所被視為是「汙穢的場所」，販售在散發強烈惡臭的「不乾淨場所」使用的廁所用品，是二流廠商才會做的事，一流廠商不願做那種生意。也就是說，正因為是「大公司不想做的生意」，才有小林製藥潛入的餘地。

當時我心想，再過十年，日本的廁所也會變得像美國一樣吧。於是有了「如果有這個就太好了」、「這是能夠提升日常生活品質的好事」這樣的想法。開發之際，我參考了美國市售的商品，配合日本的廁所情況，不斷地進行改良。

「日本廁所環境的未來，就在美國。那麼，兩國現狀的差異是什麼呢？首先，日本的廁所是獨立空間，美國的廁所則是衛浴合一，兩者的差異可以說是打掃的方便性吧。而且美國的廁所是沖水式馬桶，幾乎不會有臭味，排便後經過一段時間，就不太聞得到臭味了。因此，美國的廁所只需要散發淡淡香氣的程度即可。但這在日本是行不通的。雖然沖水式馬桶已經開始普及，卻仍以蹲坑式馬桶[5]居多。許多家庭對馬桶飄出的汙水臭味感到十分困擾，必須用強烈的香氣遮蔽……。」

基於這個考量，我反覆琢磨發想商品創意的假設，同時討論方便性與價格等因素。

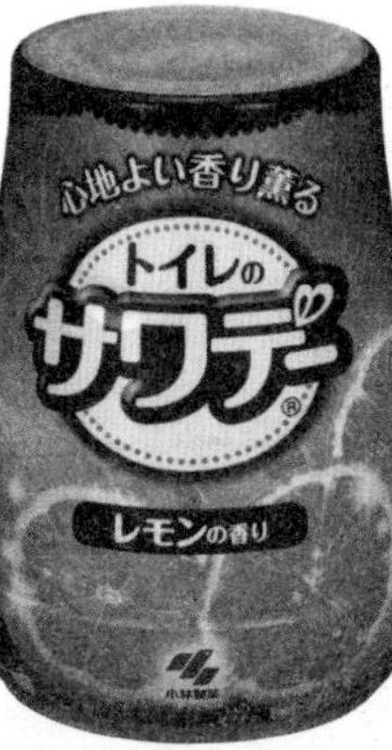

2017年推出的SAWADAY成為長銷品牌，也有許多衍生商品，主打「廁所用」。

「最好可以放久一點，至少維持一個月。員工家屬也覺得那樣比較好……」

我讓員工在家裡試用產品，反覆進行各種測試。在驗證假設的過程中，我對於這項商品會熱賣的預感也愈來愈強烈。

商品推出三個月後，銷售量突破當初的年銷售目標三十萬個，大賣了七十萬個，這對我來說簡直是致勝一擊。

同年底發放「SAWADAY獎金」，員工太太收到將近是過去兩倍金額的獎金，還驚訝地打電話詢問公司是否給錯了金額。這個不可思議的熱賣經驗

5 這種馬桶是排出來的排泄物會先儲存在馬桶下面的便槽，必須定期以人工或機械方式把排泄物撈出來。

讓公司全體實際感受到，暢銷商品能為公司帶來無比的活力。

真正被需要的商品總會獲得支持　「BLUELET」的誕生

對現在的小林製藥來說，比「SAWADAY」賣得更好的商品是同為廁所用品的「BLUELET」。那是在SAWADAY推出的六年前（一九六九年）所販售的商品，是我從美國留學歸國後最早著手的廁所用品。

有別於一上市就熱賣的SAWADAY，BLUELET是慢慢獲得顧客支持的商品。

以往日本國內並不是沒有廁所用品，然而只要按下沖水把手，就會從水箱流出藍色的水、散發出宜人香氣、也能讓馬桶變乾淨的BLUELET，當時在日本很罕見，卻是讓所有家庭擺脫打掃廁所這件麻煩事的劃時代商品。

然而推出的時候，大多數的家庭仍然採用蹲坑式馬桶，沖水式馬桶的

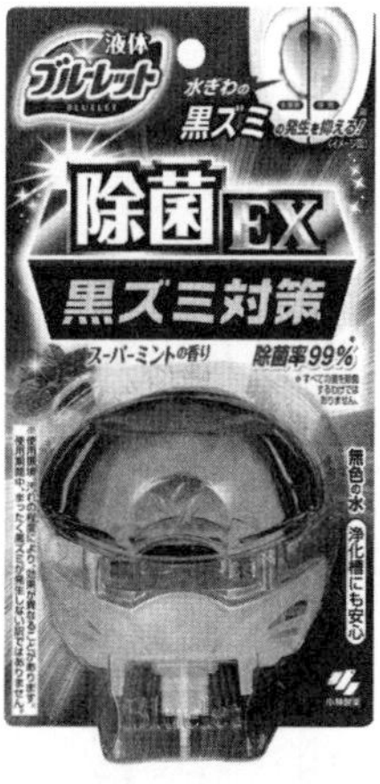

2013年推出的「放著即可的液體BLUELET 除菌EX」，是因應廁所變化的進化版。

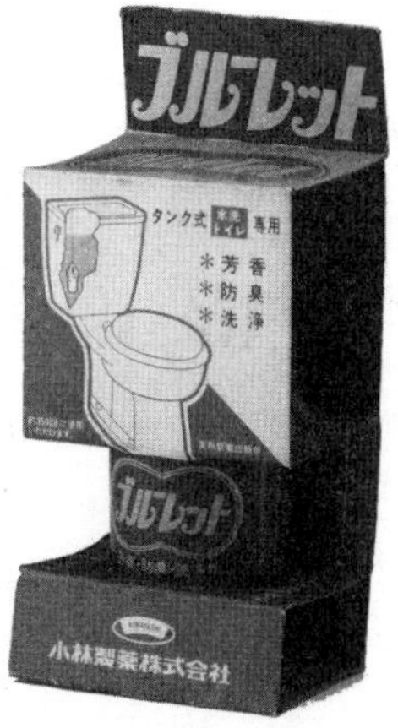

初期的BLUELET，包裝上明確標示優點與用法。

普及率僅有兩成左右，即使購買BLUELET的消費者回購率很高，依然無法立刻達成亮眼的銷售成績。不過隨著經濟的急速成長，一般家庭的生活水準日益提升，到了一九七〇年代，沖水式馬桶的普及率快速增加，銷售量也有了大幅進步。

眼見BLUELET的成功，其他公司也推出了相同商品，但小林製藥搶先創造市場，加上批發商和零售商的協助，讓這項商品穩穩扎根，很快就確立了龍頭地位，形成只要說到「廁所流出的藍水」，大家自然而然就會想到BLUELET的局勢。

近年來除了廁所，用於各種生活環境的除臭芳香劑這個類別，光是日本國內已經成長至九百三十八億日圓的市場（出處：INTAGE市調公司SRI+資料。市場名：除臭芳香劑，期間：二〇二〇年）。雖然已稱不上是小眾市場，但我確信這個成功經驗是小林製藥的活路。

看見被隱藏的道路　逐漸獲得支持的「安摩樂」

鎖定尚未有消費市場而推出的消炎鎮痛外用液劑「安摩樂」，是舒緩肩頸痠痛和肌肉疼痛的醫藥品。對原本從事醫藥品批發的小林製藥來說，一九六六年推出的安摩樂是比BLUELET或SAWADAY更具親和力的商品。

當時在日本，說到肩頸痠痛或腰痛的消炎鎮痛藥就是貼布，相較之下，液狀塗劑的安摩樂確實擁有和既有商品「略有不同」的嶄新特性。只是，印象中這樣的商品不知為何在美國不太受到關注，或許是為肩頸痠痛煩惱的人不像日本人那麼多吧。

不過，在日本可望創造龐大需求。面對「貼」的需求，設下「塗抹」的柵欄來圈住消費者，形成「小水池」正是我的目標。但以日本當時的技術，要做出方便使用的好產品在開發上是一大難題。

安摩樂是將裝在容器上方的橡膠海綿擦頭對準患部，擠出藥液塗抹。問題在於藥液的量，即使調整海綿擦頭的厚度或彈力的強度，還是很難一次擠出適當的量。有時擠太多，有時則完全擠不出來。

另外還有其他問題，像是拴緊了瓶蓋，藥液仍然會外漏，或是因為溫度影響了藥液擠出的量。面對種種難題，我曾經考慮向美國的製造商購買產品，我們只進行銷售，但最後經歷了數年的開發，總算達成產品化。

不過，推出時和BLUELET一樣並沒有創下銷售佳績。雖然我預想過經

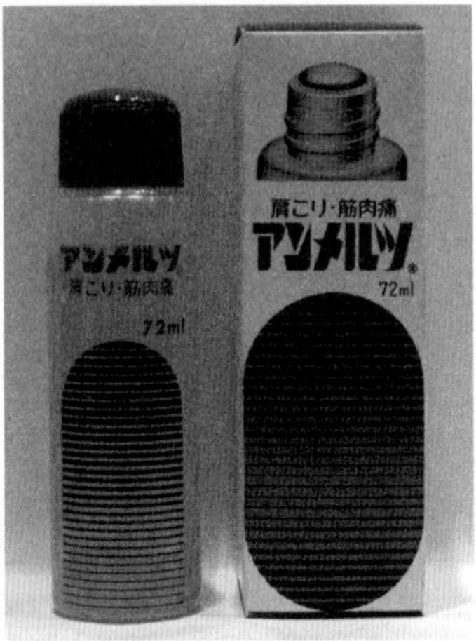

初期的安摩樂，強調「肩頸痠痛」。

常使用肩頸痠痛藥的高齡者很難改變多年的習慣，但應該是因為「塗劑」而不是「貼布」讓消費者一時摸不著頭緒。

然而在持續銷售的過程中，安摩樂漸漸被消費者認識，成為許多顧客購買的商品。

現在回想起來，對於安摩樂以及BLUELET（雖說當初就獲得好評，卻沒有立刻大賣），或許就是因為我們從未輕言放棄，始終堅信這項事業會成功的意念，促成日後SAWADAY的暢銷。

假如我最早經手的這兩項商品都徹底失敗，公司也許會早早放棄擴大事業，退出市場，小林製藥應該也不會有現在的規模了。

由於父親早逝，大學畢業後我立刻進入公司，三十多歲投身經營。其實

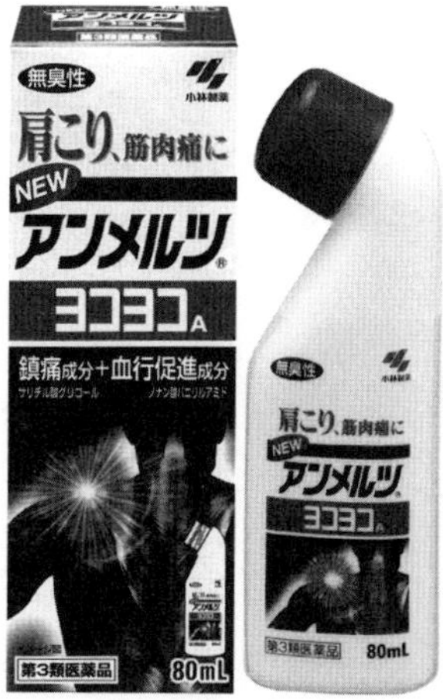

2012年銷售的「安摩樂彎彎瓶」，依然強調「肩頸痠痛」。

我原本應該像現任社長小林章浩一樣，在同業其他公司學習數年後，再以接班人的身分進入公司。

回顧過往，可說是禍福相依，我切身感受到如何接受、面對人生或經營路上的幸與不幸、成功與失敗，造就了一個人的將來或命運。

環顧眼前的整個社會，二〇一九年底爆發的新冠疫情為每個人帶來了種種影響，在這樣的大環境下，如何將對方的境遇視為自己的命運，我想會改變各自的工作或人生。

在日用品或醫藥品界，除了乾洗手或口罩的需求，「不活化」[6]意識的

6 指利用物理或化學方式將病毒或細菌殺死，但不會損害身體裡的有用抗原。

提升，加速了人們對「除菌」、「抗菌」的關注。人們會減少外出，避免與人接觸而上網購物以及使用外送餐食服務的人確實增加了。

生活型態或居住環境產生了諸多變化，許多人強烈感受到對自己的方便性，當這種變化成為常態，又會產生新的變化。

衛生日用品業雖然不像其他行業逐漸轉向網購趨勢，但對於社會環境或市場的變化，還是要冷靜地觀察與應對。

今後要增加收益或分紅絕不是件容易的事，但達成目標時，員工們會實際感受到自己對社會的貢獻。因應營收規模成長，公司的品格也將受到要求。為了創造理想的未來，小林製藥會確實做到該做的事，也就是體現「你想到，我做到」為本的企業。

第一部

讓創意大賣

— 市場行銷戰略篇 —

直到現在，我仍然認為「簡單易懂」就是市場行銷或廣告的關鍵。

站在消費者的立場，即使找到小眾需求或鎖定的市場，

還是要思考那樣的需求能否成為市場，總之就是要試試看。

試過之後發現的確沒有辦法就要斷然放棄，

然後再努力思考新的創意。

第1章 「簡單易懂」的挑戰

1 這就是市場行銷的關鍵

每個企業都在追求「簡單易懂」

如〈序章〉所述，我在二十六歲時赴美國留學的那一年，學到了市場行銷與廣告。在當地習得的知識，簡而言之，就是「簡單易懂地向對方傳達」。

直到現在，我仍然認為這就是市場行銷或廣告的「關鍵」。小林製藥也不斷地在挑戰且持續追求「簡單易懂」這件事。在衛生日用品業，說明產品時不需要使用艱澀的詞彙。正因為如此，用簡單易懂的話語讓對方認同是我們的工作鐵則。

能言善道的人為了正確傳達資訊，習慣使用詳細的數字或專業術語等艱澀的詞彙，除非對方也是專家，否則那樣的說明有可能妨礙理解，結果導致對方失去聆聽的興趣，無法好好傳達自己想說的事。在商場上，特別是市場行銷這個領域，要盡可能避免做出那樣的蠢事。

好比商品名稱或廣告標語，各家廠商都有重視的形象或特色風格，小林製藥就很少像資生堂那樣的公司使用時髦的宣傳文案，那是因為各自的企業文化或銷售商品的差異，並沒有優劣之分。

不過，包含寶僑和花王等大企業在內都有一個共通點，那就是追求「簡單易懂」。小林製藥除了商品名稱以外，就連包裝上印刷的廣告標語也是如此，各位只要仔細看一下就能明白我的意思。

小林製藥的產品開發重視四大重點，即「命名」、「包裝」、「廣告」和「促銷」。所謂重視，指的是產品開發的過程中，這幾點都是以「如何簡單易懂地讓消費者了解」為優先考量。

然而，這個「簡單易懂」的概念也可說是「難懂」的一件事。

簡單易懂的「安摩樂」

接下來，以〈序章〉提到的「安摩樂」為例，再稍微深入探討「簡單易懂」這個概念。

「經常使用」、「買了好幾次」、「雖然沒用過但聽過」……對這些顧客來說，這個商品名稱應該算是「簡單易懂」，就算不知道安摩樂的意思，也能馬上聯想到這項產品，這是為什麼呢？

在「貼」藥布這個習以為常的時代，安摩樂是標榜「塗抹」特色的商品，但光是這樣並無法成為暢銷商品。

安摩樂的主要有效成分有消炎、促進血液循環的效果，也就是說，它不只是肩頸痠痛的專用藥品，對於緩解肌肉疼痛或腰痛也很有效。不過，緩解肌肉疼痛的醫藥品很多，例如久光製藥的撒隆巴斯，在日本國內就擁有壓倒性的高知名度。

小林製藥的目標不是那些龍頭企業激戰的「大水池」，而是要在「小水池」裡一決勝負。也就是說，聚焦在許多日本人有肩頸痠痛的煩惱，鎖定想要緩解症狀的族群深入調查。

不是多方面，而是單一鎖定，因而產生了「簡單易懂」。基於這個前提，「簡明」地標示效用和方便性。「簡明」就是「簡單易懂」。

持續強調緩解肩頸痠痛的效用，持續追求「簡單易懂」與「簡明」，漸漸地，消費者會主動想到「肩頸痠痛＝安摩樂」，於是獲得且維持一定的市占率。

不過，為了不讓其他公司追上，就必須不斷地進行改善與創意發想。近年來推出了將容器加長、能夠塗抹到背部的長瓶型，包裝上依舊強調「肩頸痠痛」，以「肩頸痠痛的安摩樂」這個知名度與信賴度為基礎拓展業務，增加更多消費者。

將瓶身彎曲做成方便塗抹的「安摩樂彎彎瓶」也非常暢銷，儘管當初公司內部出現反對的意見，但我確信，「這個名稱簡單易懂，很有小林製藥的風格」。

就在「安摩樂彎彎瓶」發售後，其他競爭對手也陸續推出類似產品，但是都無法動搖這項產品的地位。

鎖定市場，深入調查。經常搶先一步。

但我認為，不斷追求「簡單易懂」的心態，才是讓安摩樂成為長銷商品的關鍵。

勝過一切的「簡單易懂」

成功打開銷路的「命之母A」

二〇〇五年，小林製藥收購了「命之母A」，這是改善更年期各種症狀的醫藥品，使用了以往很少公開提及的「更年期障礙」一詞，在市場上獲得了佳績。

老牌醫藥廠商笹岡藥品販售的「命之母A」，是創業者笹岡省三為了體弱多病的母親所開發的藥品，於一九〇三年販售，擁有悠久的歷史。

之後，推出的「命之母A」在中藥材裡添加了女性身體必要的維生素，笹岡藥品將這項商品設定為「女性保健藥」。小林製藥接收這個品牌時的營收約兩億日圓，但我認為這項產品擁有一年達到約三十億日圓的潛力。

以和漢生藥與維生素調配的複合藥「命之母A」，它的效能是市場上少數標示改善更年期障礙的醫藥品。我們不用「女性保健藥」這種難懂的名稱，而以當時尚未普及的「更年期障礙」一詞作為宣傳，我想許多為此煩惱的女性應該更能接受。

若能讓更多人知道「總覺得懶洋洋」、「容易流汗」、「身體發熱」這些不適感都是更年期障礙的症狀，好發於停經前後的女性，「命之母A」應該會獲得更多消費者的支持。

基於那樣的想法，我們和笹岡藥品簽訂命之母系列的獨家經銷協議，後來接收了這項事業。

當初決定將命之母A當做「更年期障礙藥」販售時，公司內部也引發了許多反對聲浪，像是：「這種過時的藥賣不掉吧？」原本的製造商笹岡藥品會以「女性保健藥」這個名稱推出，或許也是因為對使用「更年期障礙」一詞有所顧忌。

儘管如此，為了向消費者簡單易懂地傳達這個藥品的功效，我認為必須使用更年期障礙一詞。假如不那麼做，就沒有販售這項產品的意義了。

當然，這樣的宣傳方式一定會讓不少人感到排斥，說不定還有人「覺得不好意思，所以不買」。但我相信，透過這個挑戰，擴大人們對更年期障礙的正確理解，自然就能增加客源。

在醫藥品或衛生日用品這個領域，經手開發了許多回應顧客身體煩惱的產品。追求「簡單易懂」的過程中，雖然偶爾要面對顧客覺得「不好意思」或「荒謬」的情緒反應，但我依然堅持要「簡單易懂」。

員工反對也不改變信念

「分泌物護墊＝Sarasaty」的開發實例

小林製藥推出的分泌物專用護墊「Sarasaty」也是其中一個個案。

因為分泌物弄髒內褲或感到不適、在意氣味而頻繁換內褲的女性不在少數。有些人會使用衛生棉，但也有人對這種方法感到不方便。

Sarasaty正是因應這個小眾需求而開發的商品。

Sarasaty是小林製藥「小池大魚」戰略中的傑作。一九八八年，首次在日本推出非生理期使用的「分泌物專用護墊」，第一年就創下七億日圓的營收，成為小眾市場的熱銷商品。

但成品上市時，「分泌物」一詞卻成了問題。記得當時的社會風氣，分泌物是女性偷偷私下處理的東西，根本不敢說出口；另一方面，許多人對分泌物並沒有正確的認知。

當然，公司內多數的女性員工也認為，「不要使用『分泌物』這個詞比較好」。

雖然我非常能夠理解女性那樣的心情，但還是堅持以「簡單易懂」為優先，使用「分泌物專用護墊」宣傳它的方便性。

女性的強烈反彈令我感到很挫折，但我仍然期盼能將「每位女性都會有分泌物」、「處理分泌物是很普通的事」這樣的意識推廣至社會。

這是顛覆大眾常識的商品，是消費者還沒看過、想像不到的商品，也是讓日常生活更加「舒適」的商品。

如果要具體實現那樣的新商品開發，追求簡明表現各自特性的「簡單易懂」是關鍵。

概念與命名的智慧

「Sarasaty棉100」誕生內幕

小林製藥重視的「小池大魚」戰略，是以取得最大市占率獲得高利益為前提，但並不是以百分之百的市占率為目標。

畢竟再優秀的商品，很快就會有新的競爭者出現，競爭這種事經常都存在。若將那些公司視為「敵人」，阻止他們加入市場，以長遠來看，對小林製藥並非好事。

位居第一很重要，應該經常保有這種意識，但因為有對手在後面追趕，也就是競爭公司的存在，才能夠提高緊張感，促使自己付出心力、發揮創意，製作出更好的產品。那樣的過程，正是讓公司成長的養分。

無論在哪個領域，小林製藥的品牌擁有六至七成的市占率是我的理想狀態，而BLUELET就是實現這個理想的最佳例子。

對消費者而言，一個集合幾家實力強大公司競爭的市場，也是很有吸引力。於是整個市場擴大了，也能延長我們公司的商品壽命。好比除臭芳香劑這類商品，ST雞仔牌就是競爭的好對手，和那樣的公司激戰的過程中，便誕生了更棒的點子。

而且那個「水池」不是「小水池」，其實是「大水池」，光是國內市場就能看見巨大的成長潛力，各家大廠商勢必都會加入。

對長年製造生理用品、具有一定技術的廠商而言，自然而然會有的一種心態就是：「衛生護墊？怎麼能夠輸給小林?!」實際上，嬌聯、花王、寶僑這些在日本廣為人知的廠商，也紛紛推展「衛生護墊」這個領域的新商品開發與銷售。於是，我們的Sarasaty終於面臨到被逼退冠軍寶座的困境。五年後，這個市場的規模擴大至六十億日圓左右，Sarasaty苦撐著三分之一的市占率。

受到大企業追趕約莫五年時間，這對開發團隊來說是很大的考驗。首先，推出「Sarasaty 0.8」這個強調「薄度」只有〇・八毫米的新商品，企圖搶回市占率，但銷售額不見起色，就連廣告費用也籌不出來。

而且市場一旦成熟，通常就會進入低價競爭，以為藉著價格競爭力就能贏過大企業，是很不恰當的想法。

光靠「薄度」這個概念，似乎無法搶回市占率。面臨這樣的壓力與不斷的勞苦付出，開發團隊最終聚焦在實現「親膚」的「棉質」素材。於是，將之前的概念「薄度」，轉移至「親膚度」或「高級感」的極致追求，這也是不被捲入低價競爭的市場行銷戰略。

唯有成功開發具有高附加價值的新型衛生護墊，Sarasaty才有未來。不被危機感打敗，能否奮戰到底是企業成長的關鍵。

我們成立新的專案小組，快速進行「頂級衛生護墊」的開發，最後完成的是當時包含衛生棉在內都未使用過的百分之百純棉護墊，為消費者提供「就像穿內褲般的溫柔膚觸」，從「那裡」覓得一條活路。

然後，利用那個背景命名「Sarasaty EX」這個商品名稱的決定，成為最後階段的重要會議議題（以下K代表我，M代表專案負責人）。

K：「Sarasaty EX到底是哪裡頂級？」

M：「除了肌膚觸感，根據測試結果，在吸水性、不偏移或不扭曲這幾點也獲得高度評價，基於這些優點，表現更加升級的意思……」

K：「消費者真的懂嗎？只是你自己覺得好吧？這樣真的有傳達出產品的優點嗎？」

M：「不不，這就像某些即溶咖啡的高級品也會標上『President』（總裁級）或『Excellent』（頂級）那樣。」

K：「那些產品歸那些產品，我是說這個產品哪裡好、哪裡優秀，消費者根本不知道吧？」

M：「……」

K：「重點是概念。你有充分思考過概念嗎？我這麼問的用意是，既然這是觸感好的棉質護墊，認為消費者也會願意花錢購買，所以才開發的，對吧？」

M：「……我知道了。」

面對我的嚴厲要求，這位行銷專員陷入了似懂非懂的狀態。不過，為了擺脫當時的困境，就必須祭出「逼迫」手段。一旦受到逼迫，才會拚了命地努力，而逼迫的一方也會卯足全力。

專案小組持續努力的期間，「Sarasaty EX」這個暫定名稱在我腦海中始終揮之不去。「雖然我把話說得那麼重，不過他們的意見也不是沒道理吧？」我一如往常那樣重新思考這件事。

後來我收到一份報告，在問卷調查的自由回覆與公司女員工的測試結果，出現了這樣的意見：「他牌的護墊會紅腫起疹，可是這個護墊不會，很棒。」

「親膚＝不會紅腫起疹」，這無疑就是「簡單易懂」。加上這句話進行商品化，我相信消費者馬上就能理解這項產品的優點。

創造暢銷商品的「平凡人」經營者該做的事

鎖定「不易紅腫起疹」與「高級感」這兩個概念的新產品開發，在品質方面反覆進行了冗長的測試。

假如只看概念評價，以往的「薄度」受到了好評，但比起薄而輕巧的護墊，實際的使用評價卻是「柔軟棉墊材質，加上百分之百的不織布棉」獲得高度評價。

我們聽取了使用者的意見，不斷地進行改良與開發，從消費者的回應中引導出商品的概念。開發團隊的員工們也透過這個體驗，實際感受到市場行銷的原理原則。

假設經過檢驗、逐漸確定的過程中，開始進行區域型販售，接著擴大至全國。

在商品名稱部分，最後的決定不是「Sarasaty EX」，而是「Sarasaty棉100」，包裝上採用了更大的字體標示出「不易紅腫起疹」這句文案。因為是「棉質」，所以「不會紅腫起疹」。根本不需要刻意使用時髦的詞彙，簡簡單單就表現出優點。與其他競爭商品的差異也變得一目瞭然，展現了「簡單易懂」的特色。

一九九五年，「Sarasaty」誕生七年後，這個品牌重獲新生，找回了市占率。之後也開發出抗菌和提升透氣性等改良後的衍生商品與大廠競爭，以具有特色的品牌持續對市場的成長帶來巨大貢獻。

我和每位員工一起累積這樣的經驗，雖然員工說我「天生吃這行飯」，其實並非如此。我只是守護著員工的努力，有時從旁協助，再以領導者的身分做出決定，推動大家向前邁進。

正因為我知道自己是個平凡的人，所以堅信員工的潛力，自己也和他們一起不斷地思考。過程中我慎選獲得的資訊，反覆思索「能否活用這個資訊？這個資訊是否隱藏其他祕密？」，與專案小組共享從中發現的決定性啟發。於是完成了大家都認為正確的產品，藉由問世，小林製藥創造出公司的暢銷商品。

Sarasaty成長為潛力無窮的品牌，能夠撐過市場殘酷的市占率競爭，同時令我高興的是，當時負責專案的M同事為了能夠深入、正確且合乎理論地理解我的意思，他重新努力學習市場行銷的原理原則。

或許是因為那份努力，後來他成為董事，如今依然支撐著小林製藥的經營。

2 傾聽反映時代變化的消費者「心聲」

採納消費者心聲、持續進化的BLUELET

BLUELET是小林製藥具代表性的品牌，其名稱由「Blue」和「Toilet」結合而成，開發當時是用來表現Blue（藍色）的水讓馬桶變乾淨的效用。

可是現在，將近九成的BLUELET都是無色的，其實我心中認為，「BLUELET必須是藍色」。這是我最早經手開發的衛浴用品，對它有著深厚的情感。不過有時我也會想，假如我堅持己見，這個品牌現在會變得如何呢？儘管經營需要執著，但也不能太固執。

從尿液或糞便的顏色可以顯示一個人的健康狀態，這是健康意識逐漸高漲的現代人所必備的常識。但如果水是藍色的就很難分辨，我們從商品盒中附的問卷明信片得知了消費者的心聲，「比起藍色，無色比較好」成為改變的契機。

此外也開始出現一些心聲，表示討厭看到水位線累積的汙垢變藍色。在雙薪家庭或小家庭成為主流的日本高度經濟成長期，人們漸漸覺得打掃廁所很麻煩，出現這樣的反應也是很自然的事。

「推出當時很新奇的『BLUE』，隨著生活環境和資訊、知識的進步而變得過時。換成『無色』透明，對BLUELET的使用者會更方便。如果有芳香、除臭及除菌這三大效果，消費者一定會繼續使用BLUELET。但商品名稱怎麼辦呢？品質只要順應時代變化推出新產品就可以了，然而BLUELET這個品牌已經具有一定的知名度，無色的BLUELET可行嗎……」

經過幾番深思熟慮，我決定留下BLUELET這個品牌名稱。前文提到的安摩樂也是如此，為了成為小眾市場的龍頭而具備各種效用，原因之一或許也是有一定知名度的商品名稱，不會輕易被消費者遺忘。

店面陳設或電視廣告也該優先注重「簡單易懂」

聽到有人說小林製藥的廣告「很有趣」且「容易記住」，我真的覺得很開心。

現在電視上播出的廣告通常會找當紅藝人，或是在精美的布景或風景優美的場所拍攝。當然，那些對我們來說都是很值得研究參考的對象。不過，我們的電視廣告依然是以簡明的「簡單易懂」為最優先，不會刻意砸重金拍攝。

拍攝廣告時，我設下了三道關卡，包括「分鏡腳本裁決」、「粗剪（原始版本）裁決」、「精剪（正式剪輯）裁決」，若無法通過這三道關卡，就不能在電視上播出，這同時也是確認簡單易懂的命名、簡單易懂的包裝、簡單易懂的廣告這些市場行銷的基本要素。

直到最終裁決的過程中，參與製作的廣告公司人員和品牌經理等許多人都努力投入其中，但到了這種時候總會出現偏離基本的情況。

在製作「腳跟去角質保溼霜」這項商品的廣告時，就發生過這樣的事。明明分鏡腳本裁決時有「露出腳底塗抹保溼霜的畫面」，粗剪裁決時卻變成「不露出腳底塗抹保溼霜的畫面」。當然，這也是相關人員覺得好才那麼做，但這樣就欠缺了關鍵的要素。

衛生日用品的廣告並不是藝術作品，日常生活中使用產品的消費者看廣告時，如果不是「簡單易懂」的內容，花錢拍廣告就毫無意義。少了「露出腳底」這個大前提，就失去了拍廣告宣傳的意義。

廣告宣傳費是從員工辛苦掙來的利益中所撥出的費用，我是用比新產品開發階段的裁決更嚴厲的角度來審視這件事，因此必須讓這筆錢花得值得才行，而且絕對要貫徹內容忠於基本的原則。

概念也要「簡單易懂」

開發新產品的時候，「概念」也必須是「簡單易懂」。

那麼，「簡單易懂的概念」是什麼呢？簡言之，就是「啊，真的嗎？如果是那種商品，我會想用用看」，若能讓消費者有這樣的想法就可以了。

例如暢銷商品「退熱貼」。

當孩子發燒的時候，就會趕緊把毛巾用冷水弄溼並擰乾，放在孩子額頭上降溫。可是孩子一翻身，毛巾就會掉落，毛巾的溫度也會慢慢變高，於是又得再度弄溼毛巾。「傷腦筋，該怎麼辦才好？沒有更好的方法、更方便的東西嗎？」

考量到為此感到困擾的天下父母心，並且貼近他們的心情，為了解決那樣的煩惱而開發出來的產品就是「退熱貼」。這個產品的概念就是：可以直接使用、穩穩固定的冷卻凝膠墊。

我認為這項新產品的開發，就是能讓消費者馬上理解概念的成功實例。

平日的工作也融入「簡單易懂」

「簡單易懂的命名」、「簡單易懂的包裝」、「簡單易懂的廣告」、「簡單易懂的促銷活動」，以及「簡單易懂的概念」……

為了在市場行銷上貫徹「簡單易懂」，平時的工作也必須準備各種妙招。好比在商務場合的演講，人們總會想說些艱澀流行的詞彙，然而相同的內容用簡明易懂的話語表達，其實更能提高對方的理解。

員工提出的報告也是如此，好壞的評斷標準就是「簡單易懂」。比起用小字且艱澀的詞彙撰寫，文章寫得非常淺顯易懂，最後一定附上姓名以示負責，寫出這種報告的員工就會得到好評，將那樣的評價當做企業文化繼續維持也很有效。

此外，簡單易懂的資料不會浪費交易對象的時間，這也是一種體貼用心的表現。

開簡報會議時，經常會在螢幕上投影PPT製作的圖表或資料，這時候若使用雷射筆，總會讓我感到很煩躁，因為邊說話邊指螢幕的人通常很緊張，雷射筆就會左右搖晃，於是指示的位置不固定，有時候會不知道指的究竟是哪裡。

若要顧及聽者的「簡單易懂」，就算使用傳統的指示棒，也會有不錯的效果。所謂的「簡單易懂」，是由接受者決定的。

小林製藥每年會舉辦兩次新商品的商談會，招待零售店和經銷商的客戶參與。這時候，全體員工都會穿上日式短褂來接待客人。

我經常問員工是否知道為什麼要穿日式短褂，多數員工會說：「這樣看起來氣勢十足，對吧？」

這麼說當然也沒錯，不過我的用意是希望在那個場合中能一眼看出誰是客人、誰是小林製藥員工。這麼一來，當客人有問題想詢問時，只要找到穿著日式短褂的人就可以了，而員工也會知道沒穿短褂的人就是客人，如此可避免不必要的失禮舉動。

雖然都是很簡單的事，這樣的小事由組織持續徹底實行，在新商品開發上就能提升問題意識，造就每位員工與公司的成長。

第2章

追求「來點新鮮，來點不同」

1 新產品開發的創意從「哪裡」湧現

創造是從「模仿好東西」開始

新產品開發是發揮創造力的工作，創造出以往沒有的產品。良好的創造首先要具備知道「好東西」的能力，更進一步地精益求精。

「創造」是既有事物的「組合」，人們常說「學習」是從「模仿」而來，如果無法模仿，應該也無法創造。

〈序章〉中曾提到，我在開發產品時，最先著手的事情就是模仿。看到美國的好商品，我會參考然後製作產品。不過，這個時候我會加上為日本人量身打造的附加價值，而安摩樂、BLUELET、SAWADAY就是這樣誕生，成為暢銷商品，並打造成為長銷品牌。

正因為知道最流行的美國廁所趨勢，才有辦法創造出這兩種商品。要創造好東西，就必須具備知道「什麼是好東西」的能力。

那麼，如何鍛鍊出那樣的能力呢？我不認為自己擁有特別優秀的才能，所以對於知道「好東西」以及持續學習，我付出了不輸給任何人的努力。只要是大家認為「很棒」的東西，我都會開始關注，並學習它的優點。雖然經常保持那樣的想法很辛苦，可是我不以為苦。

透過那些經驗，我因此認識到，「模仿」就是「以自己的思維理解優點」。絕對不能因為大家都說「好」就覺得「好」，而應該好好學習並深入了解「為什麼好」。模仿會引導出新的創造力。

像我這樣的平凡人都能做到這些事，我想這也很符合多數人的條件。踏實地持續努力，總有一天會站上新的地平線。

或許也可說是迎來「超越自我」的瞬間。

只不過，一味地苦思「有什麼呢」是無法創造出好東西的。首先要試著模仿大家認為的「好」東西，總之，就是試試看。

徹底思考是否真的很好，在理解「好」東西、能夠自己做出判斷之前，就先試試看。

在付諸行動的過程中，你的品味或創意會不斷地受到鍛鍊，進而遇見產生新創意的機會。

到目前為止，我親眼見證過公司內誕生了無數的創意，從那些經驗中了解到，個人品味的差異並不是否定與生俱來的才能，大多數情況是出自個人的豐富經驗，以及平時具有敏銳的問題意識。

說到消費者的需求，進行市場調查或問卷調查固然重要，但無法光憑那些結果就輕鬆掌握需求。一百個人有一百種思考方式，各有各的喜好。因此，組織領導者應該建構一套方式，讓每個人主動思考「想要的東西、覺得有必要的東西」，互相交流創意。

「我想要那個創意做出來的商品。」「我覺得那個點子很不錯，務必試試看。」當公司整體接納了那樣的想法，那麼多數人提出的創意就能夠產生良好豐碩的成果。

直到今日，我仍相信有這樣的可能性。

「先試試看」的重要性

「可亮維拭鏡紙」的創造性模仿

「不試試看不知道」，這是小林製藥實際發生過的例子，對我來說也是相當珍貴的工作體驗。

那是一九九四年發售的「可亮維拭鏡紙」，至今已經銷售超過四分之一個世紀。

某次我到國外出差時，看到那裡的拭鏡紙是採個別包裝的面紙設計，覺得很方便，帶回日本後，馬上交給市場行銷開發部門，指示他們「討論看看這個東西」。

一位二十多歲、經驗尚淺的年輕人成為這項開發的負責人，他以自己的方式進行市場調查，也做了概念調查，在開發會議上針對此案提出「我想暫時保留」的報告。主要理由是：「市售的液體清潔劑價位大概是一百日圓，可以用一百次以上。也就是一次的成本不到一日圓。可是這項商品換算起來，一次卻要三十日圓，缺乏價格競爭力。」

儘管這是經過調查做出的有效判斷，但我立刻看出他沒有理解我所設想的概念。

「你完全沒搞懂呢！」我忍不住說出心裡的話，於是那名年輕員工再次做出仔細且簡單易懂的說明。

「首先，方便性如何呢？這個用一張就能擦乾淨對吧？對消費者來說，很方便吧。」

「滴劑式清潔劑做不到這樣吧？還得拿布或面紙擦，對吧？」

「你光看數字是不行的。」

「要試著思考消費者使用的心情。」

我像往常那樣以原理原則分析事情，並提出要求、試著詢問。但身為社長的我都已經說成這樣，對方依然露出無法接受的表情。

「好吧，那就先試著做做看吧！」

在我的同意下，開始進行開發。那麼是要自上而下還是自下而上[7]？產品導向還是市場導向？在實際的經營上，與其受制於那些框架，有時必須

7 自上而下（top down）是指公司決策只由高層領導者獨自決定；自下而上（bottom up）則是讓所有團隊在決策過程中也有表達意見的權利。

「先試試看」。

開始進行開發之後，果然在價格這一關就遇到瓶頸。測試結果如我所預期，消費者的滿意度極高，但回購率很低，主要原因就是價格。

於是，在銷售部門也參與的會議上，身為社長的我開口詢問各區業務負責人有誰願意賣賣看，大阪的業務負責人主動舉手說：「既然社長都開口了……」儘管只有三家店，這項商品依然進行了試賣。

沒想到竟出現讓員工意想不到的結果，成為可以上架販售的熱門商品。對業務部門來說，賣場的銷售額是最具說服力的結果。後來，為了讓這項商品成功，同仁們不斷地努力。

「有人說紙製印刷會變髒該怎麼辦？」

「好吧，那就改成薄膜包裝，順便做成可以用兩次。」

「這樣的話，做成摺疊式如何？」

「不錯喔。不過等等，這樣可以提高擦拭效果嗎？」

「好吧，不用紙，改成不織布。壓紋加工會比較好。」

員工們持續地交換意見、分享創意，最後完成的新產品擁有新的附加價值，和我從國外帶回來的商品截然不同。

完成「創造性模仿」後，只要讓這個產品成為暢銷商品就好了。首先確認推行試賣的三家店的銷售情況，發現賣得不錯，接著在特定的量販店銷售，然後擴大至地區販售。我也因為這件事成了業務員到處東奔西跑，在商談會這類有機會遇到客戶的場合，只要一有時間，我會一邊說「這是個很好的東西喔」，一邊拿起自己的眼鏡擦拭，再請對方試用看看。觀察對方的反應後，我確信「這東西賣得出去」。

在準備展開全國販售的時候，降低產線成本，同時擴大品項，讓這項產品成為創造龐大銷售額和利益的品牌。現在，這項商品也銷售到美國等其他國家。

到處都有啟發——日常生活中也存在「學習」

從「可亮維拭鏡紙」這個實例可以知道，產生新產品開發的創意並使其成為暢銷商品，是無法一概而論的，但若要說其中的祕訣，我認為就是不偏離消費者的角度，不偏離「如果有就好了」的期許，為了貫徹這樣的態度所能堅持到底的執著。

那麼，怎麼做才能擁有那樣的執著呢？

舉例來說，去百貨公司購買高價商品時，銷售員都會推薦各種商品。雖然不至於對銷售員說的話照單全收，但會積極當成是「學習的機會」而好好傾聽。

如果想買西裝、襯衫及領帶等一整套的搭配，由專業店員挑選就能免費學到專業人士的品味。假如認真詢問，對方也會親切回答。

因此，即使覺得和自己的品味不搭，不妨先接受店員的建議，說不定可以提升自己的品味。像這樣擺脫成見、平常就有找尋好東西的習慣，最終會提升工作上的創造力，這樣的信念出自於我的經驗。

試著以「也有這樣的組合」、「也有這樣的可能性」去思考自己的穿搭，這正是思考新產品開發的創意、創造更好東西的心態。

好比我們的「Rifft腋下止汗墊」，這是消除腋下汗漬、鎖定小眾市場為目標的暢銷商品。

其實，這個創意是我在大阪的俱樂部獲得的啟發。當時我和一位身穿高級套裝的女性談話，汗水問題長久以來讓她很困擾。由於腋下的汗漬，使得她不太想拿到洗衣店送洗，不知道有什麼好東西可以防止汗漬。

我專心聽著她的「煩惱」，思考著「我們公司能夠做點什麼」，其實這也成了我工作上的訓練，不只如此，還創造了實際的商機。

在酒席中也能有所啟發。如果沒有經常去想「有沒有什麼」，那麼啟發就會從眼前一閃而過。

2 努力持續提升自己與公司

營造經常「思考」的環境很重要

一個人從事創意工作想要成功而必須有怎樣的心態，我在前文表達了自己的意見。接下來，針對如何促進部屬成長的觀點來思考。

我常問員工：「現在醫藥品和日用品推出了很多新產品，你喜歡什麼樣的商品呢？」

有些人會具體回答商品名稱，像是「我喜歡○○商品」，另一方面也有人會說「我沒有特別喜歡的商品」。

在其他公司的好商品中，其實隱藏著許多新產品開發的好點子，而擁有「找出好商品」、「向好商品學習」這種意識的人，就會像前者那樣具體回答。

我也常問員工：「最近有什麼喜歡的電視廣告？」得到的答案形形色色。「其實我很喜歡〇〇公司的△△廣告，我打算去買。」具有潛力的員工會這樣回答。

也有人會說：「我是男性，所以不會買，不過那個以女性族群為對象的廣告真的很棒喔。」

維持從日常生活中尋找好東西並學習的敏銳度，養成這樣的習慣可以提高個人的創造力，進而提升公司整體的創造力。

事實上，我們也舉辦了內部的廣告學習會，藉由觀賞公司與其他公司現正播出的廣告，發表各自的優缺點，這是讓所有人（包含我在內）互相學習的機會。

負責市場行銷的員工們彼此交換意見，他們的意見也會和我的意見相互比較，共同分享對於某個廣告優缺點的理解。這也是自己實際參與廣告製作時的訓練。

無論是一般員工或專業的行銷專員，一旦能像這樣持續自我成長，在家躺著看電視的時候，自然而然就會去注意好廣告，然後汲取從廣告中獲得的發現。

羅馬不是一天造成的。要提升市場行銷力，說到底也就是不斷地累積努力，而且是不輸給任何人的努力，這是我從自身經驗得到的結論。

時時思考「有沒有什麼」，不斷地思索「有沒有什麼」，一定就能想到什麼。

在進廁所稍事休息的瞬間或泡澡的瞬間浮現創意，這並非只發生在天才身上的事。像這樣時時提升自我意識，無論是在興趣或娛樂方面都會有所「發現」。

舉例來說，我是個聽慣演歌的世代，在五花八門的音樂類型中，對於多年來只專注於演歌這個領域的作曲人經常發表新作品，總是令我感到很驚喜。比起從有限的音階演奏的演歌，我從事的衛生日用品事業就擁有無限可能性，真的是非常幸運。即使鎖定的是小眾市場，但創意來源比比皆是，新產品開發擁有無窮盡的可能性，使我得以維持積極正向的心態。

二〇一六年推出的「安摩樂NEO加長版」，就是在面臨「這個品牌已經沒有新點子」的困境時所誕生出來的產品，因為不願放棄的員工不斷思考著：「有沒有什麼？有沒有什麼新點子？」這項商品加長了瓶身的頸部，能夠直接塗抹到背部。

「沒有辦法再方便一點嗎？」「沒有能讓消費者更開心的方法嗎？」「如何改良才能讓更多人注意到呢？」……我用「來點新鮮，來點不同」（Something New/Something Different）來表現小林製藥的這種心態。

自己就可以打造持續思考創意的方法和環境，就算討厭也要持續思考。而為了不斷地思考，在家中看得到的地方都擺上安摩樂，餐桌、電視旁、床邊都看得到安摩樂，看著看著便產生好感。在這持續努力的過程中，連作夢都會夢到。

當然，我也經常思考「有沒有什麼」。一想到點子就立刻記下來，睡覺時也會在床邊放置便條紙，以便隨時記錄。

拜訪藥妝店等待客戶的時候，我也會去察看其他公司的暢銷商品。這麼做一定會有所「發現」，有時會產生「這項商品如果是我們這樣做，應該會賣得更好」的念頭，有時也會冒出「這個為什麼會大賣」的疑惑。這樣的體驗在新產品開發上，是最有魅力的一個環節。

享受工作，樂在其中

不知從何時開始，每天早上醒來我就會想：「今天的內部會議能夠聽到怎樣的意見？我該說些什麼呢？希望市場行銷負責人聽了我的建議，可以找到更好的答案。」這樣的想法讓我對工作變得非常樂在其中。

在市場行銷會議中能夠導出好結論，這種體驗就像解開數學難題那樣有成就感。即便我是把工作當成興趣的工作狂，也覺得「工作很有趣」是一種理想。

我們的新產品開發會議基本上都充滿緊張感，不過有時候出現有趣的互動也不錯，像是討論馬桶消臭劑「BLUELET DOBON」時就是如此。與會者聚集的研究所會議室中央擺著水箱，旁邊放了六個大水桶。負責的研究員先針對藥劑的膨脹程度和附著力等品質進行說明。

我很在意名稱，於是問了市場行銷開發人員。「既然放在馬桶水箱裡的只有BLUELET，那麼就叫做『把BLUELET放進水箱裡就好』，如何？」這名字聽起來不錯，不過我覺得「嗯……還差一點」，於是所有與會者開始討論。

我看見時機成熟，便試著給出建議：「直接把產品丟進水箱裡看看！」研究員將產品丟進去後，發出了響亮的「撲通」一聲，大家忍不住笑了出來。

結果，業務負責人說：「丟進水箱撲通！這個怎麼樣？」

「聽起來的確是那個聲音（苦笑），不過如果不是沖水式馬桶，聽起來的聲音應該就不是這樣吧？」

「也對，這樣不行（笑）。」

再等一下就會產生「創意」了。在那樣的氣氛下，大家都十分踴躍地發表意見。

「ZABUN[8]怎麼樣？」

「JABON[9]呢？」

每次投入藥劑就會有人發表意見，當聽到「DOBON！這個如何？」這個意見時，所有人都發出會心一笑。

說出這個名稱的我有些自豪地說：「BLUELET DOBON！這名字不錯吧。」業務負責人聽到我這麼說，立刻回道：「是啊，聽起來去汙效果很讚喔！」當下便做出了結論。

於是一九九一年推出了「BLUELET DOBON」，很幸運地成為暢銷商品。「暢所欲言式會議」（waigaya）是理想的會議形式之一，若要追本溯源，這是汽車製造廠「本田」（HONDA）很重視的會議方式，小林製藥也是如此。

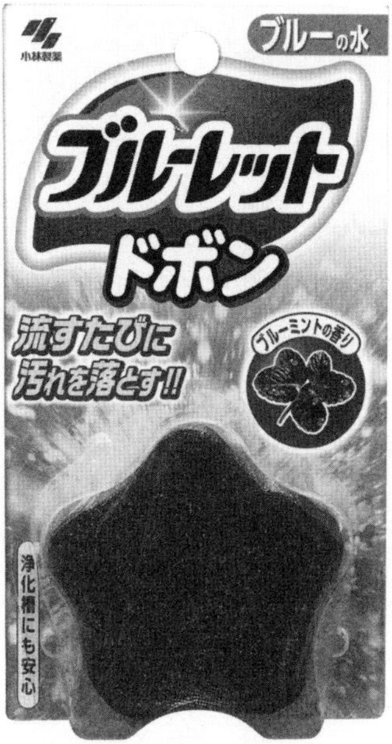

1991年開發的馬桶消臭劑「BLUELET DOBON」的產品包裝。

8 指水濺起的聲音。

9 指物體彈入水中時所發出的聲音。

對產品名稱的堅持與執著

馬桶汙漬清潔粉「偷懶圈」開發實例

我們有個系列商品叫做「廁所洗淨中」，這是能將馬桶底部累積的黑垢、黃斑汙漬洗淨的商品，現在以「BLUELET」這個品牌的商品持續在市場上販售。

繼「廁所洗淨中」之後，我們又開發了廁所清潔劑的新產品，即馬桶汙漬清潔粉「偷懶圈」（SABOTTA RING），這是利用泡沫和氯來洗淨馬桶水位線黑垢的商品。

這在BLUELET這個品牌中也是鎖定小眾市場的「小林風格」商品。對消費者有明確的方便性與好處，概念也十分清楚。不過還是有令我擔心的事，那就是「廁所洗淨中」這個名稱。

根據我的經驗，這樣的名稱就算可以當成商品名，但要成為一個獨立品牌並不容易。這個名字的確「簡單易懂」，誰都能使用，誰都想得到，非常平易近人。然而在馬桶汙漬清潔粉「偷懶圈」的開發階段，仍然進行了讓「廁所洗淨中」成為獨立新品牌、再把「偷懶圈」當成該系列商品推出的計畫。當時的名稱不是「偷懶圈」，而是「廁所洗淨中黑垢對策」。

但我在最後的決策會議中提出異議：「關於商品名稱，我想叫做『偷懶圈』，可以吧？」

記得有位客人把水位線累積的黑垢稱為「偷懶線」，我一直記著要把這句話當做BLUELET的宣傳文案，總覺得聽起來十分有趣，而且很有「小林風格」。於是我把「線」改成「圈」，拋出商品名稱應該改成「偷懶圈」的意見。

培育品牌，同時追求「風格」

我也不是不擔心「偷懶圈」這個名稱，或許消費者會覺得太直白或太隨便。不過，這無疑是其他公司不會使用的名稱。也許它不會馬上成為大眾熟悉的商品，但會讓人不禁莞爾一笑，簡單易懂的有趣名稱，客人應該會記得住……

創造、培育新品牌，這是極其重要的志向，但必須以冷靜的角度分析和掌握。若不能深深打動消費者的心，就無法創造品牌的價值。

後來，「偷懶圈」這項商品的業績發展得很不錯，看到這樣的結果，每位員工都欣然接受這個名稱。

「每天忙到沒時間打掃廁所……」

「這樣的話，要不要試試『偷懶圈』？」

「咦？那是什麼？」

「（看了看包裝，確認商品特色）啊啊，原來如此，這個不錯喔，真是幫了大忙。」

像這樣，從這個有趣的商品名稱想像得到客人之間令人會心一笑的對

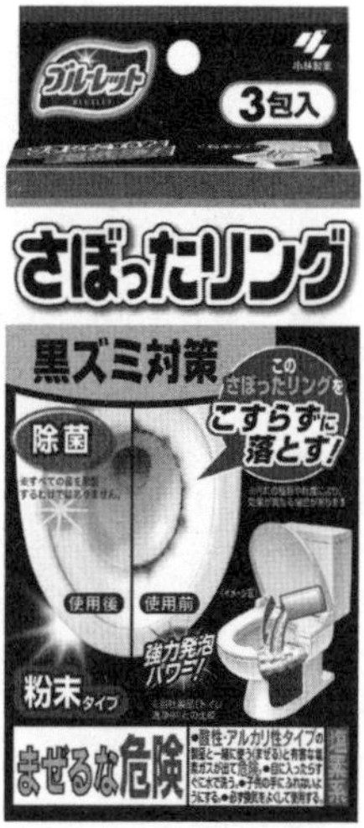

「偷懶圈」的包裝

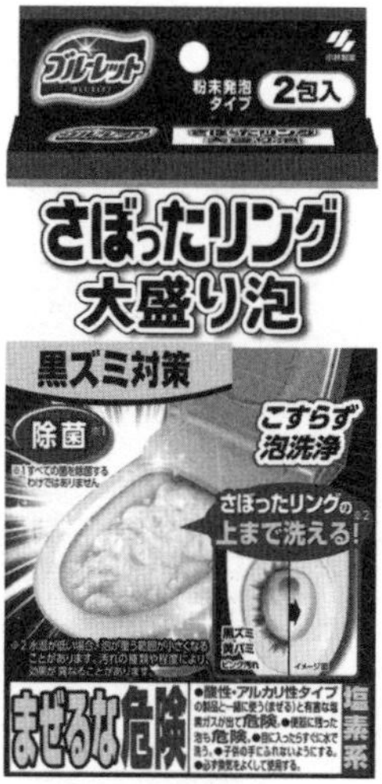

「偷懶圈　泡沫增量」的包裝

話，承蒙大家的愛戴，一直維持著不錯的銷售成績。

不過，後來還是發生了我擔心的問題。

那是二〇二〇年的事。在開發增強「偷懶圈」效果和劑量的新產品時，有人提出「廁所洗淨中　泡沫增量」這樣的名稱，甚至還有員工似乎想把「廁所洗淨中」當做品牌。

在我成為會長之後的這幾年，基本上除了最終決策，我都盡量不插手。但見微知著，如果讓這個創意提案繼續進行下去，我對維持「小林風格」會帶來的無形傷害產生了危機感。

當店面同時擺出「偷懶圈」與「廁所洗淨中　泡沫增量」時，消費者會怎麼想呢？看起來像是兩個不同的商品，這樣可不行。

而同時擺出「偷懶圈」和「偷懶圈　泡沫增量」，就能讓消費者確實記住「偷懶圈」這個系列名稱。這麼一來，客人選購商品時，「店面的簡單易懂感」就會發揮作用，比起冠上「廁所洗淨中」，我們認為銷售額會提升兩成左右。

不可以忘了這種感覺。

考慮得再周全，最後也要有捨棄的決心

成為社長後，為了持續達成新產品開發的創造性模仿，我認為提升每

位員工的創造力是不可或缺的事。因此，擅長市場行銷的員工如何產生創意、進行開發，讓他們親眼見證那樣的「現場」或許具有參考價值。

有一場會議至今我仍印象深刻，那天討論的主題是「讓雨天淋溼的皮鞋變乾的點子」，由市場行銷開發有出色表現的負責人進行簡報（這也稱為「實演」）。

起初我想這不會花費多少時間，但他的說明太吸引人了，進行簡報的過程中接連介紹吸收水分的各種方法。我被他的熱情表演吸引住，不知不覺脫下自己的皮鞋讓他示範解說。

由於參與的員工也都很忙，或許感到不耐煩，最後那位負責開發的員工說：「雖然我想了這麼多方法，最後還是把報紙揉成紙團塞進鞋子最有效，所以我認為可以停止討論這件事。」

我馬上回道：「果然還是報紙最好啊，我知道了！」

然後，會議就在所有人的大笑聲中結束。

站在消費者的立場，即使找到小眾需求或是公司可能鎖定的市場，還是要深入思考那樣的需求能否成為市場。總之就是要試試看。試過之後發現的確沒有辦法就要斷然放棄，然後再努力思考新的創意。

好不容易想出來的點子，任誰都不想輕易放棄。可是沒有斷然捨棄的決心，就無法朝下一步邁進。

對於很想傳授卻難以說明的市場行銷訣竅，透過良好的實例直接「學習」，我認為這場「實演會」正是這樣的機會。

向協力廠商尋求創意

構思好創意，為了得到好創意，只要是有必要的事都得活用。這樣的想法不只在公司內，積極向客戶尋求創意也會造就價值的認同感。

製造業、物流業或零售業人士的觀點與發想畢竟還是有所不同，多多傾聽他們的意見就能獲得不同角度的啟發。

「我認為可以製造這項產品，您覺得如何？」像這樣讓許多協力廠商根據他們擁有的技術進行提案也是個好方法。事實上，那些想法中確實有進一步成為新產品開發的機會。對於提出好提案的協力廠商，委託對方製造產品也能加深共存共榮的情誼。

此外，也要給予客戶提案的機會，從中選出可能產品化的創意，納入公司內部的檢討議題中進行討論。雙方活用各自的專業知識，有些客戶甚至還提出了我們不曾關注過的提案。可以說，客戶是我們的創意寶庫。

我們究竟是為了什麼而開發新產品，回歸這個「原點」試著思考，自然會明白就是要捨棄威權主義的自尊心和驕傲心態。「新產品開發是製造商的命脈」，這樣的信念與氣魄固然重要，但為了讓這個命脈長久發揮作用，就必須要有柔軟的姿態，廣泛徵求、積極採納各方客戶的心聲或創意。

3「這樣就可以了」是衰退的開始

努力鍛鍊創意，徹底思考，達到最佳成果

反覆不斷地進行假設與檢驗，是所有行業在新產品開發、改良既有產品或追加效用時所追求的事。

看看販賣小林製藥商品的零售業界，好比7＆I控股[10]的「7-Eleven」在日本擁有超過兩萬家門市。超商對多數日本人來說已是日常生活的一部分。

在日本推廣超商這個企業型態的先驅鈴木敏文先生，對商品有著驚人的堅持與執著。關於他的軼聞，7＆I控股現任社長井阪隆一先生經常在雜誌訪談中，提及向鈴木先生學到的經驗，那是約莫二十多年前的「中華涼麵」改良一事。當時的會長鈴木先生對開發負責人井阪先生退件了十一次。

他要求將暢銷商品中華涼麵做更進一步的改善，而井阪先生每次提交的「中華涼麵」確實也變得更好吃。儘管如此，在達到鈴木先生要求的水準之前，井阪先生徹底調查了名店涼麵的味道或口感，不斷地努力改善，終於獲得鈴木先生的認同。

提出要求的人很固執，回應的人也很固執。不滿足於賣得好這個結果，經常追求最佳成果的執著相互碰撞，激發出超乎消費者想像的新創作。當我得知了鈴木先生的這段軼聞，更加確認自己始終抱持的危機意識與信念絕對沒錯。

說到小林製藥，長年以來一直受到消費者支持、擁有驚人市占率的BLUELET，也是在堅持好還要更好的執著消失之際開始衰退。

在除臭芳香劑這個類別，我們已經有SAWADAY這個品牌，所以發展得

10 7&I 控股是日本物流事業與大型零售店控股公司，除了 7-Eleven，還擁有西武百貨、SOGO 等公司。

很穩定。在那樣的氛圍中，自然不會想去做新的暢銷品牌。

小林製藥熱銷系列的「消臭元」，消除了那樣的氣氛。

一九九五年推出廁所用的，一九九八年推出室內用，之後也持續推出各種衍生產品。起初是參考我在法國巴黎超市發現的商品，進行新產品開發而成。如今已打造成支撐小林製藥經營的大品牌。

今天並非昨天的延續，就算昨天賣得好，今天或明天甚至後天並不保證會繼續熱賣。雖然銷售時點訊息系統（Point of Sale, POS）有助於解決滯銷品，說到底就只是結果，無法預測明天是否會暢銷。這樣的心態是時時維持市占率龍頭寶座、進而提升公司品牌形象的基礎。

然而一旦出錯，那樣的執著就會變成固執或自以為是。堅持己見、一意孤行、主張對自己有利的意見，我們必須避免成為那樣的局面。

小林製藥在許多物流、零售業者的幫助下，成長至今日的規模，當中有些公司日益繁盛，有些公司卻陷入艱難的經營狀態，這些年來我見證了各家公司的興衰。多年的經驗使我注意到，一旦經營出問題，衰退的徵兆就會在現場一一顯現。因為徹底遺漏了最重要的「顧客至上」思維，而開始聚焦在公司內部。一旦發生這種事，像採購部門那樣位居現場最前線的工作就會出現變化。

商品擺在哪裡最容易吸引客人，各零售業的採購員絞盡腦汁，決定出商品的擺放位置。但某個企業的各部門互相爭奪想要的場所，根據在公司內部勢力的強弱來決定商品的擺放位置。

當企業演變成以公司或自己為優先的情況，就會逐漸被客人拋棄，直直衝向衰退之路，這是非常可怕的事。

集合眾人智慧，深入研究「除臭貼」的教訓

小林製藥有一個名為「除臭貼」的商品，這是SAWADAY的衍生商品，

貼在廚餘垃圾桶的蓋子內側使用。

這項商品曾經收到消費者的客訴，指出為了讓除臭貼開始進行芳香除臭，按壓內部的小袋子時，裡面的液體飛濺出來噴到眼睛。儘管只有少部分的不良品，還是對重要的顧客造成困擾。於是，我決定回收所有的商品。不過由於這是多年來受到消費者喜愛的商品，必須盡快改良，重新上市。

我向負責部門確認「何時能夠上市」，得到的回覆是「需要花六個月的時間」。我立刻察覺到，這是為了配合下一次的新產品發表會所做的時間安排。

小林製藥每年春秋兩季各舉行一次新產品商談會已是慣例，我們會針對這個時期開發新產品。如果能在這個時間點做出改良品，也就能有效告知客戶等相關業者。但這是已經銷售超過二十年的長壽商品，考慮到消費者的需求，我認為不能只看公司的情況來決定「辦不辦得到」。

「在廚餘臭味開始變明顯的六月之前，要想辦法上市！」

「我知道了，我們會努力，生產部門也會盡力達成。」

「不能以小林製藥或你們的情況和理由進行工作。必須設身處地為長久使用的消費者著想。而且，說不定這六個月內就會有其他競爭對手的商品把客人搶走，不這麼想是不行的！」

若是經常使用的消費者發現店裡沒有這項商品，一定會詢問店員「怎麼沒看到除臭貼」。

「被公司回收了，聽說會推出改良品。」

「那要等多久？」

「好像要半年。」

聽到要等那麼久，客人應該會覺得很失望。如果是懂得做生意的店員，或許就會推薦其他公司有類似效用的商品。只要想像到這一點，自然會產生一股責任感要盡早完成改良，重新上市。

後來，這項商品的改良品比我指示的時間還要更早重新上市，這件事是重新確認「這是為誰而做的商品」這個原理原則的好機會，也成為將來的教訓。

決定要做，就會迅速執行。無論如何，沒有考慮到等待的消費者，而以自己或公司的情況為優先重新上市，這在小林製藥絕對不可行。

第3章

為新產品開發而活

1 新產品開發正是命脈

「小池大魚」戰略——目標是小眾市場市占率冠軍

發現新市場，成為先驅者，釣到「大魚」。

在相當於第二創業期萌芽、接著開花結果的小林製藥，根據「小池大魚」戰略所開發的新產品，在我成為社長的一九七六年之後逐漸活躍，並且創造出許多暢銷商品。除了前面提到的「Sarasaty」、「退熱貼」，還有齒間清潔工具「牙線棒」、喉嚨殺菌消毒藥「Nodonuru噴劑」等具代表性的產品。

牙線棒就是適合日本人的牙線。以往說到齒間清潔，一般人的印象是把細細的牙線卡進牙縫間，抓住牙線兩端輕輕摩擦。不過，這是來自歐美的東西，對日本人並不熟悉。於是，我在棒子前端裝上牙線，這樣就很像是使用牙籤在清潔牙縫。我把來自歐美的牙線結合了牙籤，成為日本人也用得習慣的齒間清潔工具。

而Nodonuru噴劑是直接朝著喉嚨患部噴藥，是不同於喉糖或口含錠的喉藥。

這兩種都是找到極小的「水池」，拋出釣線成功釣到大魚的商品。而且「小池大魚」戰略的效果之一，就是能夠避免和大廠商競爭。

許多人每天使用的牙膏和漱口水這個龐大市場，大廠商早已加入並取得多數的市占率。除非創造出破壞性創新[11]的劃時代新商品並投入市場，否則新人根本沒有出場的機會。

即使每年有一百億日圓的市場規模，但再怎麼努力，能夠攻下的市占率頂多五%，銷售額約五億日圓左右。而且和大廠商競爭，廣告費或促銷費等市場行銷成本就會增加，一旦捲入價格競爭，利益率就會變差，這是顯而易見的事。

相反地，每年十億日圓左右的小眾市場可以獲得五十%的市占率，即使都是五億日圓的營收，相較之下必要成本就降低許多。

採取這種市場行銷戰略，小林製藥將營業毛利率視為非常重要的判斷指標，極力避免毛利率低的新產品開發，效果等同於「小池大魚」戰略。增加

11 破壞性創新（Disruptive innovation）由哈佛商學院教授克雷頓・克里斯汀生（Clayton Christensen, 1952-2020）提出，係指一項商品或服務的創新對產業的運作造成劇烈影響，甚至破壞了市場規則，進而取代了已經存在許久的競爭者。

收入固然很重要，但是把重心放在增加利益的經營體制，能讓小林製藥擴大成長。

為了維持高毛利率的新產品開發，還是要設定一定難度的數值目標，倘若沒有達標，就要有放棄的覺悟。

不考慮生產成本而進行新產品開發是根本不可能的事，這是小林製藥全體的共識。子公司將製造工廠設置在外縣市，這麼做也是為了讓各自的公司創造利益，讓經營相關數值「可視化」，持續努力提高收益率。此外，藉由觀察工廠內的機器生產力，時常檢討如何才能讓不賺錢的機器變賺錢。比起投資設備，能夠長久使用的物品會更好，自是不用說的事。

從市場行銷戰略來看，工廠的生產力和效率應該受到重視，我前往工廠時，經常提出「工廠的浪費就是小林的浪費」這樣的問題。

新產品源源不絕地上市，當然也會提高經營風險。儘管如此，強化「新產品對營收的貢獻率」這種價值基準意識，堅持到底達成目標，讓所有員工認定「新產品開發正是小林的命脈」。

全體員工共同創造出製造新產品的步調，以及「小林製藥是以新產品開發決勝負的公司」這樣的企業文化，大家一起思考新產品的創意，然後製造並販售。我常思考著要醞釀這樣的態度，以激發員工的熱情。

因此，每年春秋兩季都會邀請五千名左右的客戶，舉辦新產品商談會。隨著次數增加，客戶對我們的新產品充滿期待，而為了回應，「絕對要趕上這個時期」的使命感成為恰到好處的緊張感，不對，有時也會成為強烈的壓力，促使全體員工有所成長。

寫成文字看起來很簡單，但這個伴隨「小池大魚」戰略而生的市場行銷策略，是我成為社長後約莫花了二十年才體悟到的。

回顧過往，雖然之後也是有起有落的經營人生，不過在漫長路途中學到的經營訣竅與要點，將在後文慢慢詳述。

做應該做的事，建立「同步工程開發」體制

消費者的「如果有就好了」需求時時在改變，今天是這樣想，明天未必如此。每天提升商品化的規畫力與速度，是企業成長不可或缺的條件。

小林製藥每年舉辦兩次新產品商談會，把「絕對要趕上時間」的目標作為全公司的首要任務，而為了達成這個目標，我們一直在進行組織的改變。包括創造概念，以此概念擬定企畫、進行研發、製作試作品，完成品質檢驗後進入生產準備，接著是試賣……

一個部門的工作結束後，下一個部門的工作才開始的結構，很難趕得上期限，何況經常要比競爭對手提早上市更是沒把握的事。可是，總不能降低產品的品質，讓沒有「小林風格」的商品上市。

在那樣的必要性與危機感的逼迫下，便創造出小林製藥的「同步工程開發」體制（參下頁圖）。同步，指的是「同時進行」。

讓「如果有就好了」的需求具體化的機制

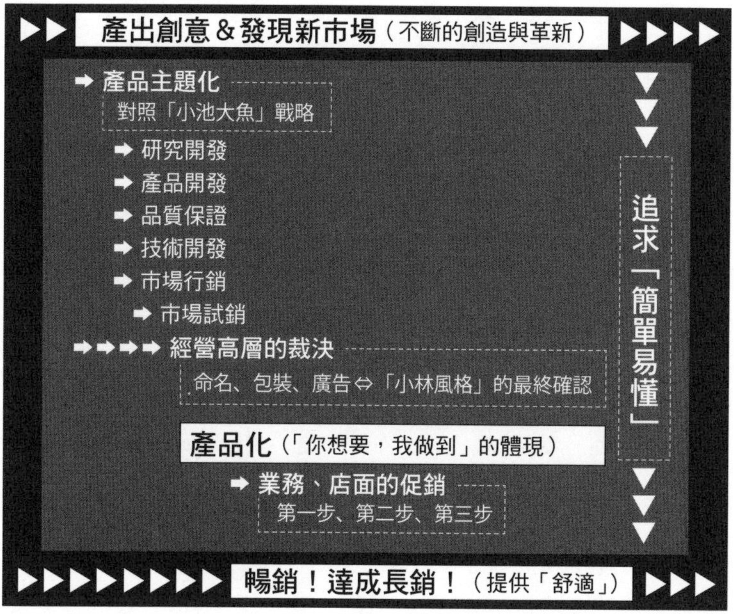

經營之神松下幸之助先生在松下電器草創期，率先於日本創立「事業部制」這個制度，這是經營學者皆知的事。也就是讓各事業部負責人及每位員工都能適才適所，在工作上盡情發揮是松下先生創立這個制度的目標。

那時他選擇讓公司整體「完成該做的事」的最佳組織體制，因而成為當時最新的經營組織。我從自身的經驗也能認同那樣的經營現實。經營學常提到「組織要遵從戰略」，但「戰略」是出自經營者的企圖、心願和理念。

如上頁圖所示，小林製藥的同步工程開發是根據企業理念、目的及組織戰略的體現為要旨，發揮功能的機制。

要趕上新產品商談會的期限，市場行銷部門和研究部門、技術開發部門將合為一體，共享新產品的概念，彼此以靈活的觀點思考事情，進行產品開發與生產準備，建立隨時都能同時進行讓消費者的「如果有就好了」具體化的組織體制。

順帶一提，我們在決定展開全國性的大規模銷售之前，不會添置新的生產設備。我們會充分運用既有的設備，有時也會在工廠進行手工作業，完成迅速的小額訂單生產，以迎接市場的試賣。如果試賣成果不佳，就會放棄擴大生產。但若成果不錯並決定擴大銷售，我們才會進行新設備投資，同時分配公司的人力與資本以確保利潤。

因此，即使已經商品化並進行試賣，仍算是開發投資階段。

在「投資」的過程中，假如停止生產，就會產生耗費龐大時間、各部門人事費用等成本。但那些不會白費，要視為是創造「如果有就好了」的必要經費。

檢視資產負債表的時候，只在意生產成本增加的公司是無法進行新產品開發。不迴避風險，勇於持續挑戰，就能激發員工的潛力，培育出不輸給競爭對手的「小林實力」。

這是我和員工實際體驗到的事實。

「做一些，賣一些，再做一些」的想法

接下來談談小額訂單的生產。

在一般情況下，這種生產體制會提高成本。但我們認為，比起一開始就進行全國的統一銷售，這種體制能夠減輕經營的風險。

小林製藥的利基戰略經常提到一種最糟的情況，那就是「小水池」的小眾市場裡沒有潛伏的「大魚」。

要讓抓住消費者善變需求的商品持續留在市面上，就算是覺得賣得掉的商品，一開始也不要大量生產，稍微做一些來賣，以觀察情況。如果賣得不錯，思考一下理由為何，然後再做一些來賣。如此反覆進行假設與檢驗、持續探索，等待擴大銷售的契機。

這個市場行銷的基本思想，是在反覆成功與失敗的過程中培育而成，透過持續的傳承而形成小林製藥的企業文化與風土。為了讓員工確實理解這個

思想的重要性，我用簡單易懂的一句話表達：「做一些，賣一些，再做一些」（Make a little, sell a little, make a little more）。

即使面臨擴大銷售的局面，仍要謹慎穩定地增加生產，這樣才能避免庫存的風險。

在生產方面，開始的時候就算是「少量製造」也要費盡心思，不讓品質水準變差。

對於「要委託哪家公司，怎麼做才能讓成本降得更低」的討論，如前所述，以結論來說，有時是在公司內生產，這麼做可以鍛鍊且提升成本意識。之後銷售情況變好、必須大量生產的時候，就在自家工廠設立產線，進行自製化。這也意謂著從「做一些，賣一些」的階段進入「再做一些」的階段。

採取這種手法是以同步工程開發的快速性為大前提，落實盡量降低成本，儘管不像大企業有雄厚的資金，每年還是能夠推出許多新產品。

此外，考慮到產量，有時會委託多家協力廠商製造單一商品。那是因為假如生產上出現問題，就可以分散風險，比較安心。而且，我們一直很重視與代工生產（Original Equipment Manufacturer, OEM）協力廠商的關係。就算打造出長壽品牌並展開自製化，還是盡可能將別的品牌或新產品交給協力廠商製造。那是我們應盡的社會責任之一，也是對協助小林製藥成長的協力廠商表達感恩之心。

考量到上述各個層面，我們非常重視維持適度的內部自製化生產率（二〇二〇年的品項約六十％）。

2 對「小水池」的強烈堅持

圍住「大水池」、做出「小水池」的戰略

前文提到，我們為了具體實現「小池大魚」戰略而構築的商業模式，針

對這個市場行銷戰略，最應該重視的著眼點是「小水池」。

例如，日本的牙膏市場是花王、獅王（LION）、三詩達（SUNSTAR）等知名大廠激戰的市場。國內的口腔護理市場超過兩千億日圓，其中占據一半的牙膏市場是所有消費者每天使用的商品，無疑是「大水池」。

雖然看起來是與小林製藥的商業模式無關的市場，但我們仍然推出了添加「生葉」這種天然植物成分的「預防齒槽膿漏」牙膏，並於二〇〇〇年開始試賣。也就是說，我們用柵欄圍住了「大水池」，做出「預防齒槽膿漏」這個「小水池」，從中釣到「大魚」。

牙膏有各種需求，像是預防蛀牙、預防口臭、美白、預防牙周病等。而不光是效用，有些人是以「這個刷了會覺得很清新」、「喜歡這種氣味」之類的感覺來選購。

在我們的生葉牙膏誕生前，雖然市場上已有「預防牙周病」的牙膏，卻沒有「預防齒槽膿漏」的牙膏。我們並不是要挑戰「牙膏」這個大水池，而是鼓起勇氣鎖定「預防齒槽膿漏」這個領域，成功締造佳績。

儘管稱不上是「用柵欄縮小大水池」，但從如何讓小林製藥的商業模式發揮作用的觀點來看，這和「小池大魚」戰略沒什麼差別，或許可說是進化應用版。

除了生葉牙膏，「口氣清新錠」這類口腔護理產品也是特別鎖定「消除蒜臭與酒臭」這種小眾需求。預防口臭在口腔護理這個領域已是成熟市場，用「消除蒜臭與酒臭」在這個市場中設下圍欄。

同樣地，在口罩這個龐大的成熟市場，小林製藥推出「Nodonuru」這種鎖定「保溼口罩」的商品。在新冠疫情的影響下，口罩市場出現劇變。但我們早已建立「保溼口罩就是小林製藥」這樣的口碑，進而擴大了消費者的支持。

此外，不只是鎖定用途，我們也持續挑戰鎖定目標客群的方法，其中具有代表性的例子是「安瞳」這項商品，在龐大眼藥水市場中的「洗眼液」這個小市場裡一決勝負。

洗眼液是其他公司很早就在販售的商品，只是不太受到關注，市場上頂多就是針對兒童用的游泳洗眼液。因此，安瞳鎖定「隱形眼鏡使用者」為目標對象。

「拿掉隱形眼鏡後，洗去沾附在眼睛上的塵垢。只要用安瞳，眼睛就會變得舒爽，又可以預防眼疾。」像這樣對隱形眼鏡使用者喊話，獲得了意想不到的成果，亦成為患有花粉症或乾眼症的成人關注的洗眼液。也就是說，「隱形眼鏡使用者」這個「用柵欄圍成的小水池」，超乎想像的「又深又廣」。

併購和轉讓應該重視的事

當公司事業規模擴大的時候，我會思考有關產品品牌與企業品牌之間的平衡。

我們在電視廣告中加入「啊！小林製藥」這句廣告詞，努力讓大眾知道小林製藥的存在。然而，目前的狀況卻不是小林製藥的BLUELET，而是BLUELET的小林製藥、Sarasaty的小林製藥、退熱貼的小林製藥。

不過像寶僑或花王這樣的大廠商，也是先聽到商品名才會想到公司名，這或許是這個業界的特徵之一。這種狀況也許在日益成長的過程中會有所轉變，我想不需要太在意。

二〇〇一年之後，我們致力於企業與品牌的收購，如左所示。前文提到的「命之母A」等商品，我們保留了值得信賴的品牌名稱，再加上小林製藥的實力，事實上成功地進一步擴大了銷售。

主要收購的企業與產品品牌	完全接收的年份
Easy Fiber膳食纖維	一九九八

KIMUKO冰箱除臭劑	二〇〇一
桐灰化學小白兔暖暖包	二〇〇一
杜仲茶	二〇〇三
腳不冷神奇襪	二〇〇五
命之母A	二〇〇五
Aloe製藥	二〇〇六
HeatMax（美國）	二〇〇六
Visrrat gold	二〇〇八
Grabber（美國）	二〇一二
六陽製藥	二〇一三
JUJU化妝品	二〇一三

另外，本書第二部會提到，我們也進行了公司內部事業的轉讓，包括二

〇〇八年轉讓批發事業、二〇一三年轉讓醫療器材事業。透過這些經驗，我自己歸納出成功合併與收購的六大重點：

一、僅限與自家產品有加乘效果的事業領域。
二、即使是賺錢的事業，和公司未來發展不合適就要轉讓。
三、盡可能減少領導階層不懂的事業。
四、即使是虧損的事業，若能以自身優勢重建就要收購。
五、收購前，決定好指派為領導者的人才。
六、收購要以能夠達成多少成長為判斷基準。

以這些重點為前提，找出與公司擅長的商業模式適合的事業進行收購，這是區分成敗的關鍵。對我們而言，則以是否適用「小池大魚」（或者「用柵欄縮小大水池」）為判斷的基準。

二〇一三年收購的六陽製藥，是一家製造、販售化妝品和醫藥品、醫藥部外品[12]等產品的公司，該公司的擦拭型化妝水「EAUDE MUGE」在對抗青春痘及預防皮膚粗糙有極佳的效果，長年以來廣受好評。雖然護膚商品也是許多廠商參戰的龐大市場，但明確設下「抗痘及預防皮膚粗糙」的「柵欄」，就能推動銷售成長。

12 醫藥部外品是指介於醫藥品和化妝品的商品，不屬於醫藥品，但具有接近醫藥品功能。

第二部

成為讓員工幸福的企業

— 組織與人才管理篇 —

對公司來說，最重要的是誰？我會毫不猶豫地回答「員工」，

這個想法至今從未動搖。

有員工才有公司，有員工才有業績，有員工才有社會貢獻，

這些理念在公司內穩固地落實著，也是我的經營核心。

第4章 產生創意的方法與起源

1 創業期、草創期的教訓

從停滯不前的草創期產品學到的事

第一部已詳細說明，小林製藥在我進入公司成為社長約莫十年之間，逐漸確立了市場行銷戰略。在此我想重申，初期階段多少受到創業以來的公司歷史所影響。

小林製藥創業於一八八六年，當時是販售日用雜貨、化妝品與洋酒的

「小林盛大堂」。後來，針對藥局和藥鋪批發家用醫藥品的批發事業成為主體，戰後的一九四八年，我父親小林三郎成為社長。一九五六年，遷移至現在總公司所在的大阪道修町，公司名稱改為小林製藥股份有限公司。

由於父親早逝，我母親映子女士在一九五八年接任社長，直到一九六〇年代中期的這段期間，可以說是小林製藥的「創業（草創）期」。

儘管小林製藥的本業是醫藥品的批發，但是同時也著手生產名為「TAMUSHICHINKI」和「HAKKIRI」的醫藥品。

「TAMUSHICHINKI」是香港腳、白癬的外用藥，從一八九四年開始販售至今。「HAKKIRI」是退燒止痛藥，一九三九年開始販售。香港腳、白癬治療藥和頭痛藥的市場極為龐大，但這兩種醫藥品的市占率很小，要在老店與大廠商已有明確地位的市場中增加市占率相當不容易，而小林製藥的歷史也證明了這件事。

此外，醫藥品在新產品的開發與販售面臨了很大的阻礙，需要高度的專業知識和技術，銷售上也必須獲得厚生勞動省[13]的許可，在衛生日用品的開發必須有一定程度的投資才行。

看著可說是祖業的醫藥品製造及販售陷入停滯不前的狀態，父親和我為了推動公司的成長，自然而然考慮將重心轉移至衛生日用品的研發。

充分了解歷史，向過去學習

向過去或歷史學習，就算不是成功經也無妨。從失敗或苦戰的經驗中獲得發想，我認為是有這樣的學習方式與活用方式。基於那樣的觀點，重新回顧小林製藥的歷史，創業期之後的時代可概分為三個階段。

一九六〇年代後期至逐漸轉換方向的一九九〇年代初期，這四分之一個

13 厚生勞動省相當於台灣衛福部加上勞動部。

世紀或許可以稱為「第二創業・飛躍期」。

那是「勇往直前衝衝衝」的高度經濟成長直接影響公司活力的時代，一推出商品就會賣，基本上是這種狀態。

一九七六年我就任社長後，鎖定衛生日用品這個小眾市場的新產品開發，隨著事業規模擴大，提升了在公司內部的存在價值。

回想草創期，費了一番工夫才讓廁所清潔劑代名詞的BLUELET開發案通過公司內部的審核，相較之下恍如隔世。

邁入第二草創期時，我深刻感受到公司的經營必須有所進化。一直以來，身為家族企業領導者的我以身作則、帶頭示範，擁有帶領員工拓展事業的自負決心，卻開始感覺到自己一人的力量很有限。

另一方面，隨著公司規模逐年擴大，員工人數不斷增加，家族企業經營的公司讓員工對未來感到十分不安。

一九九〇年初，員工向我宣洩了他們心中的危機感與不安感。如今回想起來，這件重要大事是決定公司往後方向的交叉點，也就是從家族企業轉向全員經營的里程碑（詳細內容請參第七章）。

後來到了二〇〇〇年代中期，進入「成長‧擴大期」。一九九九年在大阪證交所第二部上市股票，正式踏上發展全員經營的路線。但這個時代在經營上反覆經歷了動盪與劇變，也遭逢重大失敗。那些時候都是仰賴全體員工的力量才恢復業績，可說是企業累積經驗、鍛鍊實力的時代。

小林製藥和美國Block Drug公司合資事業的失敗，以及參與醫療器材這項「缺乏知識經驗的生意」，承受了嚴重的損失，也經歷過違反《景品標示法》[14]等不應該犯的錯誤（請參第八章）。

我認為這十五年左右的時間是「再成長期」，相較於過去，眼下是企業環境快速變化的時代，在新社長的帶領下，透過提出國際優先、獲得新市

14 這種法規主要是在規範廠商不能對自己的產品或服務做誇大宣傳，目的是要讓消費者在選擇商品或服務上能有正確認知。

小林製藥的變遷與歷代社長

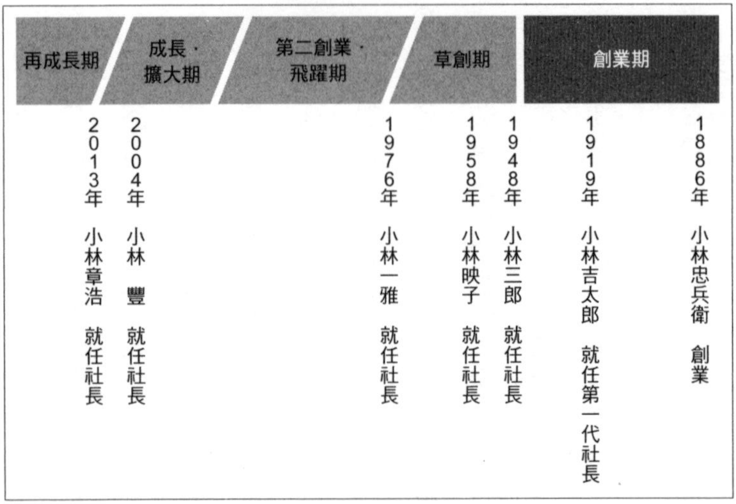

創業期
草創期
第二創業・飛躍期
成長・擴大期
再成長期
1886年 小林忠兵衛 創業
1919年 小林吉太郎 就任第一代社長
1948年 小林三郎 就任社長
1958年 小林映子 就任社長
1976年 小林一雅 就任社長
2004年 小林 豐 就任社長
2013年 小林章浩 就任社長

場，挑戰尋求持續性成長的未知之戰。

公司和人都有成長過程

我想公司就和人類一樣，都會經歷過飛躍或苦難時期以達到成長。

如前所述，小林製藥是先有「創業．草創期」，再經歷「第二創業．飛躍期」，接下來進入「成長．擴大期」，再到現在的「再成長期」。

如今回想起來，在第二創業期曾是醫藥品批發商的我們，儘管是眾所周知的「製造商」，在業界也有一定水準的風評，每年挑戰推出三十種品項的新產品是很值得的事。

這樣的目標是醫藥品或衛生日用品業界所沒有的，但我們不畏懼風險，持續挑戰，建立了現在小林製藥的基礎。同時，這個時期也醞釀出形成公司風氣和企業文化的「內隱知識」（tacit knowledge）[15]。

進化成為被期待開發新產品的公司

社會大眾很期待見到小林製藥的新產品，對此我心存感謝與感恩。

15 「內隱知識」是哲學家邁可．波藍尼（Michael Polanyi, 1891-1976）提出的概念，意指只做某件事的行為中所擁有難以傳授的的經驗和知識。

每年春秋舉辦的新產品商談會，參與的客戶擠滿現場，大家都很期待「這次會推出怎樣的新產品」，那樣的期待是我和全體員工每天工作的活力來源。

我父母從創業期以來一直延續的經營路線中，擔任批發業務的主要經營者。我成為社長後，改變過去的經營路線，回顧過往，最重要的關鍵還是能夠「提升利益，創造品牌」。

一九七五年販售的SAWADAY大賣，原為常務的我隔年就任第四代社長，之後陸續開發並打造成安摩樂、BLUELET、SAWADAY這些品牌的衍生商品，同時也進行新品牌的開發。

多虧SAWADAY的暢銷產生的「說服力」，讓公司內部理解我心中描繪的路線，也就是醫藥品廠商販售衛生日用品的價值。若是以「家族企業接班人」這樣的權威來領導公司，也許公司在某方面就會出現問題。

我在第二創業期拚了命地工作，竭盡心力付出一切，成為工作狂，全神貫注在不斷增加能夠釣到「大魚」的「小水池」。

在衛生日用品的「小水池」中一決勝負的品牌，即使賣得好且擁有長期穩定的營收，一年最多大約數十億日圓。許多商品都是五億日圓以下，若是新商品，頂多一至三億日圓。不過，小林製藥賭上公司存亡，不斷增加那個「小水池」。

然而，即便是「一推出就會熱賣」的時代，也不代表全部都能夠成為暢銷商品。如果推出十項商品，一定會有兩、三項熱賣，剩下的也要設法賣出去。假如真的賣不好，那就只好結束。現在要盡可能努力提升暢銷的命中率。

當時與現在的差異在於時代背景、社會環境以及人們的意識。那時是高度經濟成長期，普通家庭的日常生活水準提升，人口不斷增加。在那樣的生活中，頻繁使用的醫藥品或衛生日用品的需求自然就提高了。

在追隨歐美生活水準的社會環境下，日本企業享受日本成長的時代正好符合小林製藥的戰略。反思過往，唯有符合時代潮流的經營，企業才能有所發展。

2 成長期的過程

從祖傳事業轉型，期許持續成長

企業在成長的過程中，經營重心要擺在哪裡？前進、撤退或改變路線，其選擇與集中[16]取決於經營者。「所有責任由我來扛」，沒有這樣的覺悟就不配成為經營者，我認為這是經營的常規。

祖傳事業的批發部門該怎麼處理？這個利益率低的事業有辦法繼續做下去嗎？沒有利益就無法完成社會責任，也無法讓員工變幸福。

當下我將批發部門獨立為子公司，讓它和其他公司合併，藉由擴大規模來提升企業價值。然而，小林製藥整體的年營收近三千億日圓，竟找不到批發事業的合併夥伴。

此時，由小林製藥分拆的批發公司KOBASHOU，二〇〇五年與醫藥品大型批發商「鈴謙」（SUZUKEN）的一般用醫藥品批發部門整合，成為小林製藥出資約七五%、鈴謙約二十%的合資公司。

取得大型商社[17]的資本也是一種方法。小林製藥持有三十至四十%的股份，將主導權交給對方，從批發部門撤退一部分。不過，就算把超過半數的股份交給商社，對他們而言，醫藥品批發這個特殊業界的工作相當不容易。於是為了經營的存續，小林製藥必須深入參與其中。這麼一來，轉讓就失去了意義。

16 「選擇與集中」是一種管理戰略，意指確定公司擅長的業務領域，並將管理資源集中在這些方面以提高效率和績效，進而與競爭對手產生差異化。

17 日本的商社即貿易公司。

2008年3月之前的小林製藥各事業市占率

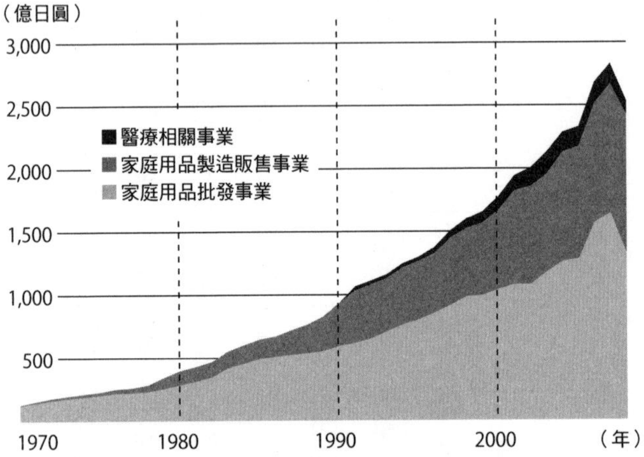

因此，跳脫醫藥品批發的框架，以綜合批發為目標，轉讓給旗下擁有日用雜貨品大型批發商百陸達（PALTAC）的麥迪西帕塔控股公司（Mediceo Paltac，現改名為麥迪帕控股公司〔Medipal〕）。

對小林製藥來說，賣掉營收規模約一千八百億日圓的批發公司KOBASHOU，無論在經營上、歷史上都是很大的衝擊，這是非常重要的決定。

此外，這是我個人的感覺，

當時我對製造部門傾注的心力約九成，對批發部門僅約一成，公司的董事對製造部門亦傾注七到八成的心力，對批發部門則只有二至三成，那是因為製造與批發是截然不同的概念。就實務來看，也面臨到應該告別批發事業而集中於製造業的成熟時機。

選擇並專注成為製造商

集中於製造，讓外界明白小林製藥的決心，我強烈感受到表明意志的重要性。

隨著製造部門的成長，我經常聽到有人問：「小林製藥是批發商還是製造商？」這是我不太去回想的往事，以前還是批發商社長的我去拜訪客戶時，曾被大型製造商的人投以嫌惡的眼光。不過，對方會有那樣的反應很正常，身兼批發與製造商雙重「身分」的小林製藥，對競爭廠商來說，既是競爭對手也是客戶。

不僅如此，小林製藥逐漸壯大的製造商身分，也導致批發子公司和其他製造商之間的關係變得很尷尬。

專注於製造這條路，向經營團隊、投資者及員工傳達小林製藥的決心，解決了我心中糾結的問題，一切豁然開朗。

二〇〇八年一月，KOBASHOU完成轉讓給麥迪西帕塔控股公司，雖然本書省略了當中複雜的過程，但我深刻體會到，要改變多年歷史中形成的各種關係是多麼困難。

不過身為經營者，最終階段的這個經驗使我確信，只要抱持誠心、貫徹到底的強烈信念或執著，沒有辦不到的事。

就在告別批發事業之際，我向員工宣示了「身為創業家，我會負起全責」的想法。決定將股份轉讓給麥迪西帕塔控股的主要原因，並非要否認我是創業者家族一員；賣掉傳承超過百年的祖業，這是一般受薪社長做不到的抉擇。

如何處理祖業，正確答案不只一個，但對小林製藥來說，當時我的決定可以說成功了。儘管如此，要證明這個事業選擇是正確的，這項挑戰現在仍持續著。

3 再成長期後的新挑戰

「國際優先」下的日本市場價值

日本今後的人口會持續下降，姑且不論這個預測是好或壞，確實接受這件事是日本企業家該有的認知。

另一方面，世界人口持續增加，這意謂著市場依然無限大。小林製藥一直以來傾注心力於海外發展，已有覺悟今後要更加強化，視國際事業為經營的最大支柱。

當然，這並非輕視日本的市場，相反地，日本市場將超越以往變得更重要，因為今後的日本市場會成為前進國際市場的試銷市場。先在日本市場獲得成功之後，再將日本人支持的有力商品推向國際市場，這個戰略就是小林製藥全球化發展的核心。

在海外已經獲得成功的商品有「退熱貼」、「安摩樂」，暖暖包也賣得不錯。今後要將「BLUELET」、「命之母A」、「Nodonuru」等打造成在全球受到支持的品牌。

小林製藥提出的「國際優先」經營方針，正是具有這樣的含義。觀察包含國外廠商在內的衛生日用品大廠的動靜，我對這個選擇很有信心。

說到日本市場，就連大廠寶僑過去也陷入苦戰，在全球可說是非常艱難的市場。理由之一就是日本獨特的文化或習慣，也就是對於美感或清潔感的敏銳度。若能在如此艱難的市場開發出受到支持的商品，那麼無論在怎樣的市場都有辦法找出有效的概念，開發出適合的產品。

寶僑在同業間是很值得尊敬的公司，他們把在全球暢銷的商品，配合日本或各國的文化習慣進行調整後販售。

小林製藥在發展過程中，隨著規模擴大也採取了這樣的做法。但現階段要先在國內創造暢銷商品後再銷往國外，徹底實踐在國外也能暢銷是邁向成功的常規。

留意時代潮流，讓時代成為助力

一九九八年，寶僑在日本推出了風倍清（Febreze）這項熱賣商品，它是英文的「布料」（fabric）和「微風」（breeze）組合而成的名稱。

老實說，這項商品推出時，讓我覺得：「被打敗了！我們明明做得到啊！」儘管在除臭芳香劑有SAWADAY和消臭元這些強勢品牌，但未在「除菌」這個領域搶先做出相關產品，讓我後悔不已。

這可說是小林製藥近年來在新產品開發上最大的失誤。風倍清在床鋪、地毯、棉被或廁所、車內等各種小眾市場，率先提出了「除臭、除菌」的概念。

BLUELET的效用從洗淨、除臭進化至除菌，那為什麼SAWADAY或消臭元沒有進一步發展「除菌」呢？照理說，我們的研發部門應該能收集到開發的實證啊，反觀BLUELET，研發部門在新冠疫情爆發前就已經提出「除菌」的概念，所以能夠持續在市場上受到好評。

解讀時代的潮流並不容易，但唯有持續敏銳地察覺變化，留意重大潮流，才能讓時代成為助力。

說到風倍清，時代的潮流也是助長其人氣的關鍵。就像前文提到的分泌物護墊「Sarasaty」，為了有效地對抗風倍清，小林製藥現在必須開創新的未來。不過，長年著手新產品開發的我想強調的是，如今已成為一個很難能夠得知大眾想要什麼的時代。

近年來，現任社長提出的方針是「第一步、第二步、第三步的培育手法」，要讓開發後投入市場的商品持穩銷售，就必須投入更多心力。推出商品就能賣的時代已經結束，商品推出之後，仍然要與消費者或客戶持續溝通，勤懇推動各種商品的銷售，有時候也能從中獲得改善或改良新產品開發的啟發。

現任社長曾經在花王學習過一段時間，花王的確是一個用心打造商品的企業，希望我們能積極地吸取他們那樣的態度。

「一百減一等於零」的智慧

通常，小林製藥上市的衛生日用品和一般醫藥品都是透過批發商或直接與零售商交易，將產品擺在店面讓消費者選購。

除此之外，我們在一九九五年也開始擴展網購事業。營收規模雖然不算大，但也成立了事業部門，與一般消費者直接溝通，建構了能讓消費者購買商品的系統，可以說是最接近消費者的事業。但只要被消費者討厭過一次，大概就不會再買第二次，這就是網購事業。

因此，像東京迪士尼樂園等服務業重視的「一百減一等於零」這種想法非常正確，對任何生意或事業都是非常重要的事。

順帶一提，雖然這個事業的後續發展由接任者決定，但主要目標如下：

一、可以立刻用低成本測試新產品的創意。
二、學到許多對應店面販售的銷售方法。
三、一項商品同時進行店面銷售與網購，創造出市場行銷的新對策。
四、透過店面銷售與網購競爭新產品開發力，創造更好的結果。

其中第二點意謂著，小林製藥如何憑藉長期培養累積的業務或銷售知識，克服、應對困難的狀況，期待在累積那些經驗的時候發揮作用。

強化數位化轉型的業務力

對於小林製藥，外界總在關注新產品的開發力與市場行銷力。不過我認為，我們在業界也具備出類拔萃的業務力。或許那是我的私心想法，但這幾年確實有很大的進步。

雖然也有許多企業機密，簡單來說就是進行資訊化，透過積極推動數位化轉型（digital transformation, DX），讓每個業務負責的目標值變得明確。

小林製藥的業務部門就算是新人也有負責的客戶，必須立刻投入現場。如何能在負責的零售店賣場，讓公司產品的營收或利益達到最大化？這項商品該怎麼賣才能賣得更多？……透過數位化轉型的推動，共享到受個人能力影響的資訊，讓每位業務員擁有「武器」，試圖提升整體業務力的實力。

商品也和人一樣具有個性，除了品質，銷售手法也有其特徵。像是店面的陳列方式，花費心力就能提升銷售額的商品是業務員展露本領之處。

當然，有些商品不太需要做促銷也能賣得很好，有些則在電視廣告強力播放下成功奏效。因此，因應商品的特性引出最大的商品力，周全縝密的業務拓展是今後發展事業不可或缺的事。

同時，小林製藥十分重視現場與實際成果，也對表現公司風氣的業績評價制度進行了改革。員工那麼努力工作，當然要建立公平的業績評價制度。舉例來說，根據負責的零售店規模或銷售力的強弱來決定業務員的評價，這樣並不公平。

在具有銷售力的大型零售連鎖店A和小規模的地區連鎖店B，該如何評價業務員努力達成的業績？不只是銷售額，從各種角度衡量業務拓展的難易度作為考量，應該能達到公平的評價。有時候一直頗受好評的行動，今後反而無法奏效。

像這樣，時常追求進步、給予支援、進行正確評價，讓在同一家公司工作的人彼此情誼變得深厚，而原本就很積極的業務部門變得更有活力，公司的各項產品肯定會賣得更好。

不過，我們也是有做不到的業務。小林製藥始終抱持著這樣的想法：希望給予支援的批發商成為我們的最佳夥伴，幫助我們持續以低成本實現有效率的物流。強烈盼望他們成為我們信賴的幫手，讓商品正確快速地送達店面。

第5章 創造並繼承良好的公司風氣

1 工作之前，人人平等

追求真正的平等關係

何謂良好的公司風氣？

公司內沒有威權主義或官僚作風、陽奉陰違的氣氛。

積極接受失敗，不畏懼風險。

好聽的話說來簡單，但這種人人都會說的理想，若不是在現場實現，就毫無意義。

許多人應該都有過打掃廁所或浴室的經驗，打掃時難免會想：「什麼時候變得這麼髒？」組織也是如此，「汙穢」總在不知不覺中就蔓延開來。

我這一代曾親眼見證龐大的國營企業變成民營化的經過。國鐵（現在的JR）的民營化對乘客來說，服務變好是無庸置疑的事。雖然我不認為沒有殘留官僚的部分，但這是清楚顯現民營化效果的例子。

二〇一〇年日本航空（JAL）破產，不難想像這是半官方公司的官僚主義風氣所造成的後果。大阪地鐵也在二〇一八年民營化，期待能夠消除官僚作風、成為有效率的組織。

在我們這樣的製造商，若真的想開發出好的新產品，在會議上就應該和參與的員工達到實質的平等關係。

工作之前，人人平等。會議上彼此坦蕩蕩地進行討論，落實那樣的理想狀態是經營者的職責。

小林製藥從一九九五年開始採行「先生／小姐的稱呼」。如今年過八十的我仍然被員工稱為「K先生」。「K」並不是小林（Kobayashi）的K，而是我的名字「一雅」（Kazumasa）的K。因此，現任社長小林章浩（Akihiro）就是「A先生」。

在客戶面前，員工也會直接問「K先生覺得如何」；熟識的廣告代理商也在不知不覺中用「K先生」稱呼我。

其他的管理階層基本上都是在姓氏加上先生或小姐，員工也都用先生或小姐來稱呼。或許是多年來這麼做的效果，至今超過二十年，每個人都很理所當然地用先生或小姐稱呼彼此。採行「先生／小姐稱呼」的目的，就是為了排除威權主義或官僚作風。

在一個只有上意下達、沒有下意上達的組織，封建制度的惡習就會變得猖獗。上司說的話必須言聽計從，「聽話」成為評判的基準。這樣的風氣一旦在公司內悄然形成，就會失去自由的氣氛，無法熱烈地交換意見。乍看之下似乎很有效率，失去的卻很多，以長遠來看是毫無效率的事。

實際採行這個制度後，我發現稱呼部屬時加上「先生或小姐」，即使動怒時也會變得收斂許多。比起「喂，山田」、「山田你過來」，「山田先生」聽起來就比較溫和。不過，也會有領導者必須藉由威權嚴厲指導部屬的時候，這時必須留意的是，所謂威權是因為受到周遭認同，而不是自己營造出來的。

當周遭的人認為「那個人說的話切中要點」、「那個人具有判斷力」，自然就會產生「要聽那個人說的話」的想法。「和那位上司共事就會想提升自己」，這才是理想的上下關係。

沒有憑藉組織上的威權，在以「先生或小姐」稱呼彼此的過程中成為令人敬佩、備受重視的對象，才算是真正的領導者。

重視「坦然談論失敗」的文化

挑戰免不了會遭遇失敗。小林製藥無論在開發或業務上，一旦遇到失敗，就會立刻召集相關人員進行檢討，但不是要斥責失敗的員工。

並非凡事都訴求溫情，而是要基於合理性。斥責當事人，對方就會找藉口辯解或隱瞞，如此無法弄清楚失敗的真正原因。而且，失敗是挑戰的結果，可以從中學到許多事。只要經營者有強烈的自覺，就具備了讓公司強大的條件。

我本身也經歷過數次重大失敗，重點是不要重蹈覆轍。確實掌握、理解失敗的原因，全體共享資訊，建立作為公司發展重要資產的架構是經營者的職責。

因此，經營者坦然談論自己的失敗、承認自己的責任也是有效的方法。

不過，只是道歉會變得沒那麼有價值，關鍵在於為什麼失敗、為什麼無法順利、究竟是哪裡出了錯、是誰犯了什麼樣的錯。根據報告進行檢討，這不是在追究責任，而是找出原因。然後，別再重蹈覆轍。

若是家族企業就更要徹底實行且銘記在心，如此才能有效利用家族企業的優點。

有句話說「見風轉舵」，時至今日，對每一位在現場的領導者來說，都必須具備讓組織時常朝正確方向運作的應變能力。

為了擁有那樣的能力，就應該謙虛面對真理或事實。在會議上說出嚴厲的意見，即使最後提案被退回了，事後還是要再嘗試重新思考那個判斷是否正確。若是員工的提案有道理、雙方的想法皆可行的情況，那就採納員工的意見。

時時記住，不要忘了事後要仔細地在一旁協助。如果領導者能夠不拘泥於過去的判斷、不固執己見，立刻採納當下覺得好的判斷，展現出這般氣度，部屬也會去做正確的事，自然而然就營造出不斷努力提出好提案的氛圍。

為了避免相同失敗屢屢發生這種愚不可及的情況，就必須重視失敗。包容失敗者，那個人會活用失敗，坦然面對下一次的挑戰。努力建立這樣的風氣，是經營團隊必須做到的事。

持續投出力道強大的球

朝著牆壁扔球，力道愈大，球的反彈力就愈大；力道愈小，反彈力也會變小。

在工作上，我經常期許員工「持續投出力道強大的球」。從新進員工到幹部，我問過所有人：「你有持續投出力道強大的球嗎？」這句話換個說法就是：嚴以律己，時時力求完美。反之，妥協就是「投出力道弱的球」。

「嗯，這次這樣就差不多了吧？」甩開這種想要圖輕鬆的心態，全力投入工作之中。說該說的話，做該做的事。即使面臨艱困的狀況也不放棄，大聲激勵自己，相信自己「做得到」，持續前進。

我想這是每個人都應該有的態度，但實際做起來並不容易。就算已經付出努力，未必會有好結果。這時候試著問問自己，回想一下自己是否真的使出全力投球。像這樣，了解自己的不足，燃燒鬥志迎戰「下一回合」，就能獲得豐厚的成果。

在新產品開發會議上，當知道被勁敵超前時，面對這樣的危機，如果是經常投出強球的人，他們絕對不會輕言放棄。

心中自然會湧現這樣的想法：就是現在！好好發揮過去所培養全部實力的時機。不要逃避，戰勝自己。

「讓大家看看小林的實力！如果是你，一定做得到！」

因應情況向員工精神喊話，我有幾次因此獲得好結果的經驗。因為憑藉熱情說出的真心話，會使得現場氣氛瞬間改變，士氣為之一振，讓所有人團結一心。大家齊心協力一起「投出力道強大的球」，就能產生戰勝勁敵的驚人效率。

所以，我是這麼想的：「工作是持續與自己的奮戰。」也因此我不斷地告訴員工，「持續投出力道強大的球」非常重要。

整體最佳勝過部分最佳

我身為家族企業的領導者，時常提醒自己不可以建立派系。一旦出現派系，工作上就會為了無謂的事情浪費許多時間。

我也經常告訴員工「不要搞小團體」。當然，員工之間感情融洽是好事，但如果出現小團體，對整個公司來說，就會提高無法進行嚴格判斷的危險性。

而且就組織的營運來說，倘若重視「部分最佳」而忽視「整體最佳」，各種缺失便會一一浮現。結果，明確說出該說的話這種風氣消失了，也出現「自己好就好、自己部門好就好」這種想法的人，形成一股不會主動給其他部門建議、也不希望對自己部門有任何意見的氛圍。

就算是開會，也不認為那是能讓會議中提出的提案更加精進、變得更好的場合，甚至還迴避認真討論。

過不了多久，「說到做到」這種讓生意順利發展、正常運作的言行，就會逐漸遭到忽視。

而且在產品開發方面，也要記住部分最佳與整體最佳之間的平衡。

如前面所述，小林製藥的主要品牌「BLUELET」、「消臭元」等開發了許多冠名的衍生商品，各自都鎖定小眾市場的概念，進行個別最佳的產品開發。

因此，市場上雖然可能發生相同品牌自相殘殺的情況，但為了擴大品牌整體的營收，我還是做了這樣的選擇。

基於那樣的戰略，不斷地創造與革新，陸續開發了有助於提升商品品牌的衍生商品，BLUELET這個品牌不光是清潔，也持續地成功改進了芳香與除臭、除菌等效用，讓整個品牌得以擴大。

也就是說，不搞小團體，彼此能夠提出嚴格的意見，發展重視整體最佳的經營模式。我認為公司內部的良性競爭是帶來更好成果的祕訣。

2 培育員工，讓公司成長，對社會有貢獻

社長直接稱讚員工的「表揚信」

員工在工作上有好表現時，上司確實地給予稱讚有助於激發出員工的幹勁，這是任何人都知道的事。然而，在實際的工作現場卻不容易做到。

於是，我從一九九六年開始推行「表揚信」。

即便是小事，只要是工作上有好表現的人，都會收到總經理評價業績的「表揚信」，而成功完成重大工作的人則收到來自社長的信。

例如，某個業務團隊針對除臭芳香劑的陳列方式進行新的提案。當負責的連鎖店整體營收大幅成長時，因為「小林製藥的品牌價值提升」，社長便直接寄表揚信給員工，而且信的內容也會刊登在公司的內部刊物。

這項計畫，現任社長仍然持續進行中。堅持就是力量，我認為要讓「稱讚」的重要性滲透整個公司。

此外，這項計畫之所以能夠實行，其實多虧了平時負責人之間的報告和聯絡。員工的直屬上司「課長」（在小林製藥集團稱為「組長」）平時會向上級確實地報告部屬的工作狀況，社長或總經理因此能夠掌握現場的工作情況，針對應該給予評價的工作予以表揚。

收到信的員工實際感受到每天的努力獲得經營高層的認同，也發現掌管現場的組長很仔細地觀察自己，間接得知自己受到讚揚。總之，這個做法也讓現場的人際關係變得和諧。

每年收集約六萬個創意的提案制度

每年收集約六萬個創意的「創意提案制度」，是我十分引以為傲的事。雖然這是為了收集新產品創意而設立的制度，從一般員工到社長，所有人針對新產品與公司業務的改善提出建議。透過公司內部網路，每個月提出一個以上的創意，一年就收集到超過約六萬個創意。

這個提案制度於一九八二年導入，至今已持續了近四十年。設立提案制度的公司很多，不過基本上三、四年就會自然消失了。

事實上，提案制度所收集到的提案很少進入新產品開發階段。儘管如此，員工都有「小林製藥是以新產品開發為命脈的公司」、「全體員工必須參與新產品開發」的堅定決心，這份心意令人欣慰，而且很重要。

當然，有時得到好的提案也會以此為啟發，在不斷嘗試、經歷失敗後，進行新產品開發。

不過，比起進行新產品開發，讓「新產品的公司」這股血液在公司內循環，每位員工每個月思考新產品的創意、改善業務的方法，總有一天會創造出暢銷商品，成為所有人都有這般共識的組織是更有價值的事。

競爭對手也很努力地著手產品開發，即便如此，小林製藥之所以能夠脫穎而出，我認為其中的差別就在於全體員工透過提案制度培養出來的「執著」。

為了持續努力不讓制度淪為形式化，我們設置了事務局來關注提案的處理進度，讓提案者知道自己的創意是以怎樣的形式被採納，或是得到怎樣的評價。

知道自己的提案得到怎樣的評價，也能理解自己的創意的優缺點。明白提出怎樣的提案會獲得好評，產生「要提出更好的提案」的意願。

讓創意精益求精的「開發參與委員會」

與創意有關的制度還有每月一次、由開發負責人向社長報告的「創意簡報」。每次有二十至三十場，一年舉行約三百場簡報。

進行簡報時，判斷具有可行性的創意便交由「開發參與委員會」當做開發主題進行討論。開發團隊會實際製作試作品，在社長或董事面前發表。開發團隊不只是製作試作品，還包含名稱、包裝、概念等和市場行銷有關的一切事項，一邊展示一邊說明「以後想怎麼推行」。

這不是只公布市調結果的會議，而是展示實體，具體檢驗品質和成本、使用感受等，每個月一次，足足兩天。進行發表的人有時是市場行銷部門的員工，有時是研發人員；有些人是資深員工，也有才剛進入公司一、兩年的新人。

社長或董事在聽取簡報後對產品給予評價，若得到不滿意的評價，各個負責人會滿腔熱血地傳達創意或產品的出色之處。因為「工作之前，人人平等」，就算是新進員工，在社長或董事面前都能毫不畏懼地表達自己的想法。有時也會因此出現「既然你都說成這樣，就看一下情況吧」，逆轉為繼續開發。

此外，由於會議是開發團隊的所有成員都要參加，因此能直接了解到自己的創意得到怎樣的評價。

另一方面，包含世界各國關係企業的員工在內，每年也會舉辦一次由所有員工提出創意的「全體員工創意大會」。在公司創立紀念日的八月二十二日，各單位思考新產品的創意，從中選出優秀點子。

就算是沒有參與開發的員工，也要每個月提出一個以上的創意，參與每年一次的創意大會。因此不只是當天，平時就必須思考創意。

公司內遍布所有員工必須經常思考創意的制度和企畫，大家共同提出創意，偶爾「開一下會」，不斷進行討論。我相信，這些安排都能形成並維持理想的企業文化。

3 現場、現場、現場！

把工作託付他人，也要親臨現場

要將業務規模擴大，就必須把工作適時交付給部屬。一個人能做的事情很有限，將工作交付他人，自己才能夠開展新業務。

要把工作託付給他人，我認為最應該重視的是託付者需「了解現場」。自己做當然做得到，也很了解現場的狀況。但這麼做是為了培育部屬，試著交給他們，這樣的基本態度很重要。

有些人因為人事異動，接手了完全陌生的部門，這時候就要先親赴現場看看，向周遭的人展現自己重視現場的態度。部屬其實都很清楚，一個不了解現場的上司是無法給予正確指示的。

經營之神松下幸之助先生曾說過「不完全託付」[18]，因為「不完全」「託付」才會開始有效果。相反地，部屬也會抱持「雖然被託付工作，但並不是完全交給我」的謙卑心態，保持一定的緊張感，把工作做得更好。

我個人非常堅持重視現場這件事。說到市場行銷的「現場」，就是陳列商品的零售店賣場，我到國外出差時，經常去尋找「有沒有好東西」已經成為我的習慣。我也盡可能親自造訪生產現場，持續努力掌握使用怎樣的機器才能達到生產效率。

在考慮將美國子公司使用的機器導入日本國內時，我指示負責人親自去一趟美國，檢視那台機器在現場是如何被使用。正因為前往現場實際觀察，便能有所理解。

18 意思是交付員工去負責執行某個任務，但其任務的結果由上司承擔。

了解現場也能預想最糟情況

不了解現場卻要做出重大的經營判斷，是很離譜的事，這是因為無法想像最糟的情況。

做大生意的人要經常設想最糟的情況，然後基於這樣的前提，積極展開行動非常重要。而契約書就是擔保「最糟」情況的保證。

想到對公司而言的最糟情況、對目前生意的最糟情況、對自己來說的最糟情況……，一想下去就沒完沒了。儘管如此，還是要謹慎思考。這麼一來，萬一真的發生了，心裡多少有個想法。

預測「可能會變成這樣」的最糟情況，就能設想出二到三種情況，預先思考面對那個可能性實際發生時該如何處理。在那個當下能否掌握現場，就會改變預測的精準度。

小林製藥過去曾經終止販售一項即將上市的商品，那是把添加香料的蠟燭放入陶器的芳香劑。在產品測試中，當燭芯有殘渣時，就會出現引發大火燄的現象。雖然機率極低，還是要視為可能發生的狀況。

所有人都認定沒問題的新產品開發，有時也會因為遺漏必要的報告，讓產品產生缺陷。這時儘管已經決定了銷售日期，但開發團隊中只要有人擔憂會發生最糟狀況，仍要鼓起勇氣提出「因為這樣的理由而必須延期」的想法。若經營者很了解現場，馬上就會知道那麼做是否妥當，或者立刻讓人進行檢驗，隨即採取對策。

這樣的積累肯定能培養出經營者的氣度，對勇於提出建言的員工表達敬意與感謝。

努力讓現場經常「可視化」

我所尊敬的經營者之一，京瓷（KYO CERA）創辦人稻盛和夫名譽會長，是個擁有強大信念的人。他曾說過「付出不輸任何人的努力」，我對這句話有強烈的共鳴。

稻盛先生的經營原點是眾所周知的「阿米巴經營」，就像阿米巴變形蟲那樣的小團體各自獨立創造利益。而要聚集這些小團體建立成大組織，就必須做到經營「可視化」。從京瓷的經營可以學到許多事情。

稻盛先生曾讓日本航空敗部復活。二〇一〇年一月，時任日本航空執行長的他申請適用公司重建法進行經營重建，二〇一二年九月讓日本航空的股票在東京證交所重新上市。

我覺得能在短時間內大復活的原因很多，特別令我銘記在心的，是著手各航線的收益管理，他保留了賺錢的航線，廢止不賺錢的航線。為了創造利益而這麼做是理所當然，但日本航空就是因為做不到才會淪落破產的窘境。

此外，在重建時期，逐一記錄了飛機維護使用的消耗品之成本，透過這個「可視化」的做法，讓員工重新了解成本的概念。

小林製藥也持續在工廠的生產現場做到「可視化」。廠內每台機器都會一一檢視其「創造多少利益」、「產生多少損失」，計算出各自的數據。有利益的機器就留下來，並增加同款機器，然後丟掉沒利益的機器。

在生產線方面也是如此，從每天的成本或產量中算出生產力，追求有效率的生產。只要能掌握產線的生產力，應該改善的問題就會變得明確。

讓現場成長進步，正是創造強盛穩健經營的關鍵。

學習顧客至上的經營

除了稻盛先生，還有一位我很尊敬的經營者是「UNIQLO優衣庫」的柳井正社長。我曾在公司的內部刊物特集中與柳井先生進行對談，他令我感佩的是徹底實行「盡心盡力的顧客至上」。

無論是商品結構或開發，UNIQLO總是以必須為顧客做什麼為考量。

在店面接待客人也是如此，每位員工實踐讓客人滿意的接待服務。我去UNIQLO買東西時，也實際感受到那樣的對待。

UNIQLO的店員都會戴著耳機來接待客人，當店內人潮眾多而無法一人獨自應付時，便透過耳機請有空的人前來支援。

例如當人潮眾多的時候，收銀台會增加三至五名店員，不忙的時候則只有一人。當收銀台只有一名店員時，偶爾會出現大約五位客人集中排隊結帳的情況。

排隊的客人應該會覺得：「明明有那麼多收銀台，為什麼只開一台，不多開幾台？」這時候在收銀台的店員就會立刻透過耳機，呼叫其他店員。

我在排隊等結帳時，正好是第五位客人。收銀台的店員一看到排隊的客人，馬上就用耳機請求同事支援。或許是員工指導手冊提到「超過三人排隊就要增加收銀台的人」吧。

當別的店員來到收銀台後，他的應對也讓我十分讚賞。

那位店員說：「請排在前面的客人過來這裡。」他招呼排在第一位的客人結帳。假如排在第五位的我先結帳，那麼排在前面的其他人就會心生不悅。正因為了解客人的心理，才會說「請排在前面的客人過來這裡」。

所謂的「顧客至上」就是凡事徹底思考，才能提供周到的服務。

便利商店在收銀台前面貼的腳印也是同樣的道理。消費者沿著腳印排成一列，前面的人再依序移動到可結帳的收銀台，這麼一來，即使晚一點結帳，排隊的客人也不會覺得「搞什麼，這個收銀台有夠慢」而煩躁不滿。這也是掌握顧客心理、顧客至上的接待服務。

所以，重視現場的經營能學到的東西真的很多。

開發的角度也要秉持「顧客至上」

「不讓客人等待」是「顧客至上」的基本原則之一，同樣也是產品開發應該重視的態度。

過去開發「SAWADAY」時，我們重視的一件事是：採用就算誤食也不會影響健康的安全成分。

和以往的廁所芳香劑不同的是，SAWADAY會散發出宜人的花香，因此有些孩童會誤以為是零食而不小心吃下肚。考量到這樣的狀況，採用的成分盡可能是就算誤食也不會危害身體。

在SAWADAY推出時的記者發表會中，發生了令我十分驚訝的事，負責的專務董事當眾吃下這項產品，向大家保證「SAWADAY很安全」。

此外，SAWADAY的售價是一個三百八十日圓，一定有客人會覺得很貴。

具有奪下市占率冠軍的創意與商品力的SAWADAY，推出之後立刻成為暢銷商品，只要讓人覺得價格「很合理」，消費者通常會想要購買，不過我也在思考該如何應對覺得價格貴的客人。於是，開發出一個兩百六十日圓的補充包。

像這樣在市場行銷方面，我們也希望不斷增加能展現小林製藥「顧客至上」想法的實例。

第6章　持續邁向全員經營之路

1 對公司而言，最重要的是「員工」

以「健康經營」守護員工

經營公司就會有員工、顧客、股東或機構投資者[19]等利害關係人的存在，這些人對公司都是很重要的。

不過，如果問我最重要的是誰，我會毫不猶豫地回答「員工」。這個想法從股票上市之前就一直深植在我心中，至今從未動搖。

也許有些經營者會回答「顧客至上」，我覺得那也沒有錯，但製造令消費者滿意的產品、推出商品販售是經營的大前提，而在現場提供商品的是員工。所以，儘管股東、機構投資者和顧客都很重要，對我來說最重要的還是「員工」。

近年，小林製藥特別傾力於「健康經營」。假如員工不健康、沒辦法好好工作，就無法有好的工作成果。當然，員工家屬的健康也很重要，家人不健康，員工就無法專注於工作。

因此，小林製藥從二〇一九年三月開始，強烈鼓勵三十五歲以上員工及其扶養家屬每年做一次健康檢查。過去也曾透過定期檢查，積極達到改善生活習慣或早期發現以治療疾病。之後進一步推行，讓有固定接受慢性病檢查的三十五歲以上員工及其扶養家屬，接受當天來回的免費健檢。

19 機構投資者是指集中資金來進行投資的機構，例如保險公司。

二〇二〇年，隨著新冠疫情蔓延，日本出現口罩缺貨潮。儘管這時候口罩賣到翻，但在日本幾乎買不到，小林製藥在這段時期便提供口罩給全體員工。這個做法也是考量到員工健康，最終則是為了顧客。如果員工無法在健康狀態下製造產品、出貨，店面就沒有商品可以上架。因此，我們確實進行預防感染的對策，這樣才能為消費者提供良好的服務。基於這個想法，因此我們以員工的健康為優先。

「有員工才有公司」、「有員工才有業績」、「有員工才有社會貢獻」這些理念在公司內穩固地落實著。

這也是第二代社長、也就是我父親的教誨。我父親擔任社長時期的小林製藥是非常家族化的公司，家和公司融為一體，我從小看著父親和資深員工賣力工作的身影長大。

重視員工是繼承自父親的意念，也是我的經營核心。

與員工對話的「LA&LA」

為了向員工確實傳達小林製藥的理念和經營者的想法，我很重視的其中一個方法是「LA&LA」。這是「Looking Around & Listening Around」（全面觀察，全面傾聽）的簡稱，以我為中心造訪各部門，直接與現場的員工對話。

召集在現場工作約二十名員工，花一個半小時的時間聽他們說話，並傳達我的想法。有時是我主動要求「希望召集進公司三年左右的員工」，有時則是現場提出「這次找來的是三十多歲的員工」。

由於每個月大概會進行一次，二十人乘上十二個月，每年約可接觸到兩百四十位員工。

實行LA&LA的好處是，能夠獲得只在現場才有的發現。無論是北海道、九州或東京，我都會親自造訪現場和員工對話。接觸實際的工作環境，親身體驗哪裡有問題，進行談話。正因為身處現場，所以能夠和員工一來一往地溝通。

員工的意見五花八門，即便如此，由於都是出自現場的意見，有時會讓我產生「原來如此」的想法。當中也有非常重要的指正，覺得「這是很重要」的問題時，我會花時間仔細說明公司的理念。

一九九六年開始推行ＬＡ＆ＬＡ時，當初是用來傳達我的想法，主要由我發言，員工的意見則稍微聽一下。如今正好相反，我會先聆聽員工們的意見，再針對他們的問題傳達我的想法。每個提問我會花五至十分鐘來表達自己的想法，這樣他們就比較能夠理解且容易接受。

在緊張的氛圍中進行教育是很重要的。集訓時缺乏緊張感，即使負責教育訓練的人覺得自己盡心盡力地在指導，員工卻很容易變成什麼都學不到、什麼都記不住。

現場的員工不只是聽我說話，也會聽到其他同事的意見，同時思考自己的立場，這和主管自顧自說話的研習有很大的差異。

對話時間是一個半小時，由於我和員工都很專注其中，結束後總感到很疲累，但彼此都度過了充實的時光。

授予員工認股權

此外，二〇〇三年開始授予員工的認股權，是「重視員工經營」的一環。一九九九年，小林製藥的股票在大阪證交所二部上市，隔年在東京證交所一部與大阪證交所一部上市。四年後的二〇〇三年，授予員工認股權。

所謂認股權是指預先以公司制定的價格，在一定的期間購買公司股票的權利。例如接下來五年內可用兩千日圓購入小林製藥的股票，即使小林製藥五年後的股價上漲為三千日圓，仍然可以用兩千日圓購買。以兩千日圓購買兩百張股票，賣掉之後就會有二十萬日圓價差的獲利。

假如不賣而繼續持有，當股價持續上漲至四千、五千日圓，賣掉時就可以獲得更多利益。隨著公司的成長，獲利金額也會大幅增加。

認股權是新創企業常見的制度，過去就有某家企業授予董事或總經理等級的員工認股權，非新創企業的公司對所有員工授予認股權則相當罕見。但我決定，一旦股票上市，就要授予員工認股權。我提出授予所有員工認股權的主張後，取得了董事會的同意，自二〇〇三年至今已經實行過三次。

如果只是給予薪水，即使公司成長，對員工也沒什麼好處。就算加薪或增加獎金，都不會帶動股價。

大家齊心努力，創造新產品並使其暢銷，公司便有所成長。然後配合成果給予應有的報酬，是回報員工辛勞最直截了當的方法。

「因為這個商品賣得好，股價漲了這麼多。因為認股權，三年前在股價還很便宜的時候買了股票，賺了這麼多。」透過股價，更能夠實際感受到公司的成長，也成為回饋給自己的報酬。大家努力打拚，共享成果。

回報員工貢獻的方法很多，但對有股票上市的小林製藥而言，最好的方法就是授予全體員工認股權。

2 重視過去與未來

持續和老員工交流

如前所述，我父親那一代的小林製藥是家族化經營模式，〈序章〉提到的「SAWADAY獎金」也是那個時代的見證之一。

公司與員工融為一體，如家人般攜手經營。目標不是家族企業，而是以家族經營作風為基礎的全體員工經營，這樣說應該比較好懂。

集結退休老員工的社友會「青鳥俱樂部」，也顯示了至今仍持續的家族化經營模式。青鳥俱樂部光是在大阪就有超過兩百名會員，每年召開聚會，彼此重敘舊誼。小林製藥負擔聚會的部分費用，我也是每兩年獲邀一次，報告小林製藥的現況。

小林製藥能有今天的規模，都是這些人過去多年來的努力。我以慰勞他們過往辛勞的心意，向他們說明公司的近況。有時我也會得到一些創意，像是「你覺得做這樣的產品如何」，或是針對股東大會的提案。青鳥俱樂部也有長期任職小林製藥批發部門的老員工；小林製藥原本是醫藥品批發公司，二〇〇八年決定專注於製造商這條路。

在我父親那一代，醫藥品批發的營收占九成以上，許多員工對批發事業抱持著特殊情感。一想到他們的心情，轉讓批發事業是我的痛苦決定。做出決定的時候，我詢問了每一位任職於批發部門的員工有何打算，包含經濟方面，盡可能地滿足他們的期望。

而在青鳥俱樂部見到這些人，令我更加感慨萬千。

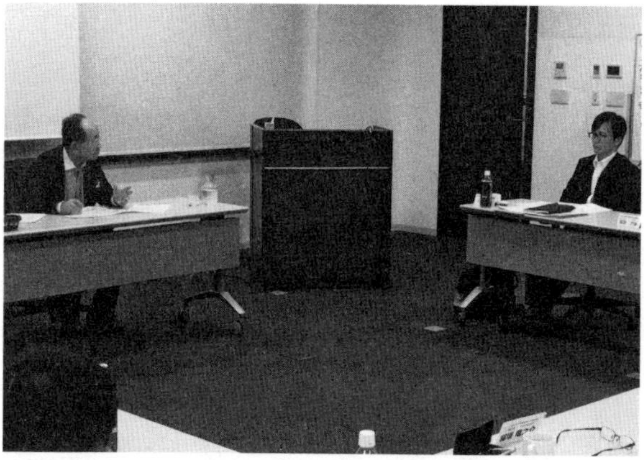

在K營塾授課的
小林一雅（左）

培育儲備幹部的「K營塾」

除了與現場各個層級員工對話的LA&LA，我們也設立了「K營塾」，用來培育將來承擔經營的儲備幹部人才。被員工稱為「K先生」的我擔任講師，透過這個制度，讓他們學習經營必備的能力。

曾是醫藥品批發公司的小林製藥以「小池大魚」戰略成長為主力製造商。起初真的只是「小水池」，在提出各種創意後逐漸擴大，釣到了許多「大魚」。

一找到機會，我就把小林製藥這套「成功方程式」傳授給員工。成為會長後，自二〇〇五年左右，我開始對儲備幹部分享我的經驗大成。

K營塾每年會從各部門中，選出十二名四十多歲的員工成為儲備幹部，進行徹底的教育訓練。約兩個月上課一次，一年五次，一次八小時，研習時間總計四十小時。

第一次和第五次講座的最初兩小時由我談論經營理念，剩下的六小時為討論時間。我會列舉小林製藥過去的實例，將我的想法傳達出來，讓儲備幹部們進行討論。由於例子中出現的人與自己目前的工作有實際關聯，因此大家都會當成是「自己的事」。無法坦然談論失敗的企業文化，是不可能設立這樣的講座，我對此感到十分自豪。

第二次至第四次則進行模擬營運會議（group operation meeting, GOM）的個案研習。

小林製藥原本的GOM是由各執行委員積極提出負責部門的問題點，讓參與者評價，思考更好的對策，導向最佳結果。而在這個模擬GOM，則是具體提出自己所屬部門現階段的問題點或課題，儲備幹部預想自己是參與GOM的執行委員。因為是提出實際發生的情況或棘手的課題，所以很有真實感，討論時也會更加認真投入其中。

「如果大家都是執行委員，要如何判斷這個案例呢？不要陷入部分最佳的迷思，而是以全體最佳的角度說出想法。好，如果是你，覺得應該怎麼處理？」

像這樣拋出問題，讓儲備幹部發表意見，不斷地進行討論。

現在，小林製藥的執行委員都是出自「K營塾」的成員。

親切與嚴格之間

做出成果就予以稱讚，失敗了還找藉口就嚴厲斥責，有時則放手不管。

我每天都會提醒自己要適時給予適當的指導，經營者這個工作或許就是一再重複這些事。

聽說已是幹部的員工覺得印象深刻的，大多是被我罵過或稱讚過的事。親切與嚴格，斥責與稱讚，有人問我要如何巧妙區分。其實沒有祕訣。也有些員工說我很懂得轉換心情，這也沒有什麼祕訣。

在那些當下，做該做的事，明確說出「是」或「不」，清楚表達意見。一旦有錯就立刻道歉，嚴厲斥責後，問問自己是否說得太過分，如果是就收回。我只不過是做這些再普通不過的事。

我很尊敬的京瓷名譽會長稻盛先生，在與外部人士聚餐後回到家，他會反省自己「喝過頭了，不知道有沒有對別人說出失禮的話」，隔天早上照鏡子時還會大罵「笨蛋」，據說他會像這樣斥責自己。

而受到那樣的稻盛先生尊敬的松下幸之助先生，將「自我觀照」[20]這句話當成座右銘，他客觀審視自己及每天的工作，十分重視反思的時間。

得知這些事令我相當感慨，因為我也養成了經常自我反省、檢討的習慣，而那樣的日常心態會在我和員工接觸的過程中自然顯現出來。

當然，如前面所述，有時刻意斥責、引導員工是必要的。只不過那些時候，必須是想著讓員工成長、對社會有貢獻、讓創意變更好才會有效。受到斥責的員工展現成果時，要由衷地給予稱讚。不管是請吃飯或送禮，都要表現得很自然。

前文曾提到的「創意提案制度」，為了讓這個制度更完整，每年會舉辦一次「你想要的頂級晚宴」，招待那些提出優秀提案的員工到頂級飯店的餐廳享受豪華套餐。社長或董事們也會參加晚宴，穿梭於各桌之間，讚揚每個參與者提出的創意，並且予以慰勞。

受到招待的人數是東京三十人、大阪三十人左右，門檻很高，這對參與

20 即由內而外冷靜地觀察自己。

晚宴的員工來說是莫大的榮耀。有些人是第一次參加，也有人參加第二次或第三次，當中還有睽違五年受邀的人。許多員工會以參加晚宴來激勵自己提出創意，聚集在會場的員工們彼此握手，相互稱讚，和樂融融。

第三部

逆境與失敗是將來的養分

— 經營哲學篇 —

一項新產品的失敗只要馬上收手、設法控制損失，也能挽回頹勢。

但必須留意的是，即使經歷這樣的失敗卻還能持續成長，

就會產生傲慢的心，完全忘了要保持謙虛。

要以小池大魚的戰略獲勝，關鍵在於謙虛不驕傲。

第7章

以「事在人為」的堅持開闢新路

1 什麼是經營？

讓每個人的創造力發揮到極限

在前面的文章中，我以身為一名行銷者、經營者的經驗分享了我的經營理論。那麼，「經營」究竟是什麼呢？

人稱經營之神的松下幸之助先生曾說：「經營是具有生命力的綜合藝術。」對重視每位員工創造力的我來說，這句話富含深意，值得深思。

採納新事物，捨棄舊事物，自然界也是這樣達到新陳代謝。維持現狀是衰退。要維持組織的營運，也必須具有創造力。

同時代的知名經營者還有本田汽車的本田宗一郎先生，曾擔任過顧問的事業夥伴藤澤武夫先生曾說「經營沒有終點」，這句話深深打動我的心。同樣在汽車產業，如今在全球占有一席之地的豐田（TOYOTA）汽車創辦人豐田喜一郎先生說：「即使是一個小螺絲，都會牽動國家社稷。」這句至理名言仍流傳至今。

只要了解這些話就會知道，經營理念或本質的原理原則是不會改變的。雖然我無法像那些為經營史增色添輝的知名經營者一樣，將自己的想法濃縮成隻字片語，但在「怎麼做才能達成良好的經營」這方面，我自認一直很努力，徹底思考的程度不輸給任何人。

即使是再小的事。也會當做問題正視。

然後，逐一地確實解決問題。

為此發揮創造力，

那正是「經營」。

無法好好處理小事（工作），

自然無法成就大事（經營）。

這是我對「什麼是經營」所做的結論。

那麼，怎麼做才能實踐我自己的哲學呢？基本上可歸納成四點：

一、始終言出必行：自己先展開行動，再讓部屬去實行。不說做不到的話，積極設定「這個也要做」、「那個也要做」的任務，半途而廢是最糟糕的事。看清自己的能力、當下的情勢，實行做得到的事，做不到的事就不說。說出口的話就一定付諸實行，讓它實現。

二、隨時預想最糟情況：一切順利固然是好事，但遇到糟糕的情況如何能夠突破，便取決於經營者的能力。時時思考最糟的情況。深思熟慮，做好準備，妥善應對，這樣就能開拓道路。

三、謹記任何人都懂的經營：「追求簡單易懂」最重要。真正好的東西是愈簡單愈好，以那個領域為目標，才能做到真正的經營。

四、弄清楚問題，做出決定：透過「可視化」讓問題變明確，這麼一來就能做出正確的決定。

在日本有句話說「凡事徹底」，一如所言，一開始做不了什麼大事，但完美地一一完成小事，一步步提升層級。等到能夠做出重大決定後，自然也會提升自己的地位。

當然，經營者應該用心創造那樣的公司，重要的是每位員工也那麼想。特別是經營者，有時要處理合併或退出市場等重大問題，在那些關鍵時刻能否做出適當的判斷，取決於平時有無好好處理小問題。這是我從自身經驗中獲得的信念。

認真看待每件事，確實判斷「這是好事」、「這是壞事」並加以處理。若以「這點小事差不多就好」的草率心態處理小問題，面對大問題時就無法做出適當的判斷。

日復一日實踐凡事徹底，周遭的人看了就會覺得「這個人說的話、做的事很正確」，這樣的人正是能夠管理眾多員工的領導者。

有勇氣很重要。收回說出口的話其實更需要勇氣，尤其在組織內工作的人，「那件事失敗了，所以要收手」這種礙於面子的話實在很難說出口。

「如果會半途而廢，覺得沒辦法的時候就要說。」「設下停損點，放棄吧！」我經常對公司內的領導者這麼說，但其實不容易做到，正是因為人，也就是受制於組織。

因此，把話說出口之前要先仔細辨別，不說做不到的事。盡可能迅速實行，這是成為領導者的重要態度。

鞏固進一步發展重心的里程碑

在面臨無數經營挑戰的過程中，有時一些當時認為不怎麼重要的事，事後回想起來卻成為重大的轉捩點，其中之一發生在一九九二年的年初。

當時的日本處於泡沫經濟破滅、民眾不安感急速升高的時代，正值成長擴大期的小林製藥業績多少受到影響。不確定的將來令許多日本人感到很不安。

小林製藥過去一直是典型的家族企業，雖說具有家族主義的良好風氣，也有人對這種經營的未來感到擔憂。總公司為了消除那樣的氣氛，步上新的成長軌道，產生了應該著手改革組織風氣或企業文化的氛圍。於是重新檢視經營理念，啟動重新構築二十一世紀願景的「新經營理念製作企畫」。

雖然是全體員工參與的企畫，主動參與的人卻寥寥無幾。或許是公司內瀰漫著一股家族企業常見的消極心態，也就是「說了自己的意見也不會有什麼改變」。

我自認不是個獨斷專行的經營者，員工卻在不知不覺中陷入對經營缺乏責任感的氛圍。

不過那時候，我自己也處於重新檢視小林製藥這家公司未來性的時期。雖說陸續開發出暢銷的衛生日用品新產品，當然那是自己和員工努力的成果，但也搭上了時代的潮流。碰巧就是運氣好。因此，雖然覺得小林製藥是很走運的公司，但這有可能永久持續嗎？我畢竟是個平凡人，我的能力很有限。

基於這樣的想法，我必須盡快改變經營型態，擬定並推動全體員工共識的經營方針和長期經營計畫，讓小林製藥擺脫家族企業的定位，成為員工的公司。我要讓每位員工都強烈期許「要建立這樣的公司啊」，以我為代表，帶領大家邁向成功，這樣才能開拓公司的未來。

經過反覆思索後，我產生了信心。「成為股票上市企業吧。」這個想法在我心中悄然而生。

從家族企業變為屬於員工的公司

制定新的經營理念是公司從未有過的大型企畫，員工壓抑已久的不安或不滿在第一次會議中一下子爆發出來。

「在說理念或願景這些好聽話之前，請看清事實，希望先改善職場環境或員工待遇。」

「物流中心沒有空調，冬冷夏熱，也沒有女性專用廁所。」

「員工從早到晚四處奔波，薪水卻很低。」

「只有小林家族的人很輕鬆吧！」

「因為家族企業這層屏障擋著，完全不知道公司在想什麼，還有今後有什麼打算。」

「經營高層真的知道現場的狀況嗎？」

「就算提了建議，我不認為公司會聽進去。」

似乎出現了類似這樣犀利尖銳的意見。在員工不滿情緒一觸即發的狀態下，一九九二年一月十五日召開了第二次會議，那天我也出席了。

起初都是說些無關緊要的意見，但當時的工會幹部基於自身的使命感與責任感，鼓起勇氣表達了對現場的不滿，以及對經營團隊的不信任感。於是其他人也紛紛說出對我的不滿，當時的祕書甚至覺得，「社長說不定會憤而離席」。

在會議上，向來是我說出嚴厲的評論或強硬的指示，但那天我只是默默傾聽，一句話也沒說。因為，一如前面所述，我覺得是時候從家族企業轉變為透明化經營、全體員工經營的公司。

由於還有其他行程，我在會議結束前離開，並對目送我離開的祕書不經意地說出真心話：「今天開了一場很棒的會議呢。」

之後，透過辦事處聽到我離席後的情況，員工們全都一臉不安，甚至有人感到懊悔。不過，當辦事處向他們傳達我的真心話後，「氣氛」似乎逐漸改變。為了讓公司變好，才會積極地大力進行改革、改善的挑戰。

直接向經營高層表達想法，對於員工真切的話語，我也真心相待，那個會議讓員工一吐積累已久的怨氣，然後發自內心去想「公司在改變了吧。既然已經說出自己的主張，我們也要開始改變」。

於是，那樣的會議就成了小林製藥的「轉機」。

同年春天，我們改變了以往的經營理念，以全體員工的共識制定了「為社會大眾提供舒適生活」的嶄新經營理念，同時也制定加入業界最優待遇的二十一世紀願景，最後公告股票上市一事。我們向全體員工宣示，股票上市、透明化經營將成為公司的方針。

藉著利用這個機會，我想員工在下一次的「成長（擴大）期」就能克服各種試煉與困難。全體員工朝著相同方向，在相同的領域齊心協力。這也可說是在過去勤奮耕耘的大地上，奠定了穩固的重心。

順帶一提，我的「想改變公司，讓公司變得更好」這個想法成為與員工互動的契機，而推動這項企畫的辦事處員工之一，現在以執行董事的身分支持著小林製藥的經營。

2 經營與創業都是「事在人為，人不為，事不成」

受到強烈反對也要努力「讓對方理解」

看到年輕領導者朝著自己的工作或企畫勇往直前的模樣，讓我想起自己成為社長前的時光。

聽過「事在人為，人不為，事不成，凡事皆然」這句話嗎？據說這是江戶時代中期米澤藩[21]藩主上杉鷹山說過的話。這也是我很喜歡的一句話，後面一句是「事之不成在於人之不為」。

簡言之，就是只要有心去做，什麼事都做得到。秉持信念，帶著「要完成這件事」的覺悟付諸實行，即使覺得做不到的情況也能突破。人類的潛力無窮，秉持信念能夠讓潛力顯現出來，這是讓曾經陷入困境的米澤藩重生的明君說過的話，感覺格外有分量。

而二十多歲、三十多歲的我就像這句話所說的，相信會成功，拚了命地工作。

上杉鷹山的這個想法是古今中外通用的準則。過去我有段時期心中千頭萬緒，所以到禪寺進行短期修行。禪語中有許多耐人尋味的話，例如「百尺竿頭更進一步」，以我的理解，鷹山所言之意和這句話相同。

當員工說「我已經想不出其他辦法」的時候，我總是告訴對方「再想一個星期吧」。「再想一星期，如果想不到好點子就算了。總之，再想一星期吧。」

自己能夠想出來的創意已經達到極致，從那個角度出發所付出的努力會激發出自己的潛力，或許就能找到新的極致創意。

因此，說出「我已經沒辦法」的員工確實都能提出比一星期前更棒的創意，我想這就是人類。

或許有人把這樣的想法視為不切實際的空想，刻意迴避。但身為以市場行銷為最優先的公司領導者，我不斷提醒員工，這樣的經驗絕對必要。

不要覺得「沒辦法」而放棄，要想著「辦得到」而付出努力，這麼一來一定能達到更高的水準。身為平凡人的我就是靠著這種想法一路走到現在。能言善道的經營者沒有講稿也能說出感動人心的話，但我不是那樣的

21 即現在的山形縣。

人，所以總是先備妥講稿，牢牢記住後才上台演講。

由於在商談會要見許多客戶，因此在搭車前往的路上，我會再次確認對方的名字或雙方的交易狀況。我將這樣的努力視為理所當然，持續不斷地實行。

說起來，我進入小林製藥考慮進軍製造業的時候就是如此。那是前面提到的創業期（草創期）時代。小林製藥是創業於明治時代的醫藥品批發公司，買賣的數量和品項相當多，在日本的醫藥品批發商裡算得上是前五名的等級。不過，我們的利益率很低，利潤是營收的〇．五％，做的是非常薄利的生意。一直以來只要大型零售店倒閉，馬上就會出現虧損的風險。

「站在批發與製造之間一邊觀望，一邊做著批發生意。醫藥品批發的營收即使可以擴大，也很難獲得很高的收益。想到小林製藥將來的發展，就必須轉型成製造商。」

這是我父親經常說的話，其實他也曾經進軍製造業，雖然他開發了胃腸藥並販售，卻不敵同領域的大型製造商。批發為主的公司體會到要成為製造商的難處。

製造商必須自創概念、開發產品，從處方到商品的命名、廣告，全部一手包辦。當時的小林製藥沒有那樣的能力，做不到製造商該做的事，推出了差強人意的商品，結果公司受到重大打擊，最後我父親放棄轉型為製造商的念頭。

後來，父親的病情惡化，喪失重新挑戰的氣力。假如他沒有早逝、能再多活二、三十年，或許還會再次挑戰。

進軍製造業也可說是我父親留下的遺願，因為那樣的過往，我進入小林製藥後決定加入製造部門，周遭沒有任何人反對。

話雖如此，在醫藥品這個領域，大廠商是強敵，即使在相同條件下一決勝負也贏不過對方。當時我拚命地工作，讓我找到生路的契機就是〈序章〉中提到去美國留學。

留學歸國後，我提出想販售安摩樂這項商品，董事們全都表示贊同。原本製造部門的營收連整體的三%都不到，他們應該是抱著「隨你高興」的心情同意我的提議吧。

推出安摩樂後，我又提出想販售BLUELET，這時遭到強烈反對。安摩樂是醫藥品，委託同業的批發商就會有人幫忙賣，但廁所用品的源頭和醫藥品不同，該怎麼賣也不知道。

更大的問題是「廁所用品」這個形象。小林製藥於一九一九年成為股份有限公司，立足醫藥品業界超過半個世紀，而那樣的自負成為了阻礙。

「提升實際成果」是先決條件

我想靠BLUELET在日本的浴廁用品業界引發革命。

要擴大製造部門，總之就是做出暢銷商品，提升實際成果，所以我對推出BLUELET的想法絕不退讓。

即使在以花王為首的各大廠商激戰的衛生日用品業界，廁所清潔劑這項商品，而且還是日本從未有過的BLUELET，我相信它應該能夠開創活路。

怎麼做才能說服董事呢？我煩惱了許久，想到的方法就是製作試用品，然後用攝影機拍下實際使用的情況讓他們在會議上觀看。「清潔成分和藍色色素、香料會被水箱裡的水溶解，流出有香味的藍水，讓馬桶變乾淨。」我不斷地重複這樣的說明，總算有一位董事點頭回應「既然你都說成這樣」，獲得了理解而同意銷售。

我真的非常盡力了。所以不會覺得「那就算了吧」而放棄，能否重新思考「不，一定還有其他方法」，這終究取決於對工作抱持著多大的堅持或信念吧。

過去我曾以「幹部應該要這樣」為主題，向員工傳達歸納的十個要點。

小林製藥幹部十要點：

一、提升實際成果：不管環境、時代、組織如何改變，都要持續提升實際成果，因此必須經常保持「每天持續創造與創新」（Everyday, Creative, Innovative, EDCI）。業績差，那就是做法不對。動動腦，進行邏輯性思考，唯有這麼做才能在組織內發揮領導能力。還有一件事不要忘記，幹部的評價不是由高層決定，而是部屬。如果部屬的評價高，到頭來也會提升實際成果，務必充分理解這點。

二、做出決定，對結果負責：謹慎留意，鼓起勇氣做決定，大膽實行。若決定有錯，立刻改正。不改正，想著找藉口或推卸責任只是白費力氣。積極面對，即使失敗，最後責任由社長來扛。做出決定、付諸實行的態度，部屬都看在眼裡。

三、培養發現和解決問題的能力：「有問題嗎？」對於這個提問，得到的回答通常是「沒什麼大問題」，不過我認為這正是問題所在。那是因為沒有理解問題、沒辦法處理問題，導致現狀一直僵持著。我不需要只會勞動身體的「窮忙」幹部。每週一次，三十分鐘就好，請認真地思考。「該怎麼做才好？」「沒有更好的辦法嗎？」「為什麼會變成這樣？」「為什麼不順利？」徹底思考這些事，開個會導出最佳的結論，並試著解決問題。

四、磨練判斷力：每天專注於忙碌的工作，眼裡只有過去，我不需要這樣的幹部。因為被日常生活綁架，陷入「見樹不見林」的狀況。必須要做的是掌握並判斷整體的動向（本質）。關鍵的判斷基準是「為顧客，為公司」（For the Customer, For the Company）。要經常思考「怎麼做才是為顧客著想，怎麼做才是為公司好」，進行判斷。

五、了解現場：不了解現場、忽視現場，這樣的人沒資格擔任幹部。感到疑惑或不清楚的時候，那就回到現場。必須傾聽現場的意見，在現場確認，收集資訊，進行判斷。因此要經常保持問題意識，進入現場。成為幹部後，就會出現偏離現場的情況，這點要多加留意，根據現場的資訊做好充足準備。

六、言出必行：「計畫完美，實行草率」、「等待指示的管理」，這些都是公司潛在的陋習。必須進行改革，思考策略，創造積極向前、能夠說真心話的公司風氣，以及踴躍發言、勇於實行的公司風氣。為了做到敢言（擁有自己的意見），必須有勇氣，也要努力學習。

七、預測未來的能力與習慣：身為幹部，每天都要以這樣的身分做出判斷與決定，為此就必須能夠預測未來。圍棋或將棋[22]也是靠預測未來決定輸贏。沒能力的人只會依循過去做判斷，有能力的人則會預測未來，並採取對策。透過引出潛力的持續訓練與習慣，就可以培養這種能力。幹部必須主動養成持續磨練先見之明的習慣。

八、培育部屬：每個人的能力有限，幹部的成果等於部屬的活力加上幹勁。帶著關愛與信念，誠懇地稱讚或斥責，培育優秀人才。只會耍威風和權力、自私自利的人，別人不會跟隨你。將部屬當成擁有九成優點、一成缺點的人，簡潔有力地訓斥，然後引導他們。

九、頭腦敏銳：成為一個掌握要領的聰明幹部。抓住重點，不偏離焦點。說出結論，隨時保持頭腦反應敏捷。這也能藉由訓練與習慣養成。

十、健康開朗：健康管理是身為幹部的必要條件，只有自己做得到。將這個視為「最優先課題」，進行自我控管。不健康就會讓職場氣氛變得陰沉，希望大家都成為開朗、擁有正向思考的幹部。

我看了一下日期，這是一九九四年十一月二十二日所歸納的重點。即使已經過了四分之一個世紀，至今依然感覺很新鮮。針對經營的想法，我想就算過了幾十年也不會改變。

這世上同時存在著應該變化的事物與不該變化的事物。我認為，在達成

22 將棋是日本盛行的象棋類遊戲。

變化的過程中，如果沒有堅定的信念，自己就會受到動搖。因此無論環境如何改變，絕對不能迷失自我。

現在已經是會長的我，若要再增加幾點的話，應該是：

十一、貫徹簡單易懂的經營與可視化。

十二、重視謙虛。

十三、「你想到，我做到」是開發新產品的要訣。

這些想法和本書的內容也有所共通。

「再思考一天」的重要性

前面十個要點的第三點也提到，我再三強調的「徹底思考」態度取決於上司給予部屬怎樣的支持。

以我個人的經驗來說，在一群人參加的會議這類場合中強烈要求員工是很有效的方法。

「因為明天要再開一次會，你就再試著思考一天，在大家面前再做一次簡報。」

這麼說是表達相信對方的可能性，被要求者也會發奮努力。每個人都有自尊心，應該不想展現出「只想得到和昨天相同的創意」這種窘態，所以一定會想出新的創意。

比原定的期限再多給一點時間，交出機會，接下來就看對方怎麼做。拚命地絞盡腦汁去想「有沒有其他點子」，然後就會浮現出以往沒有想到的創意，於是提議的人不斷地進步成長。

不輕易妥協，覺得自己還能想出更多創意，持續不斷地思考。愈是思考，內容愈是精練，進而精進創意。

不過當然啦，必須設定一個期限，因為無止盡地持續思考，就無法著手商品開發，使得商機流失。做生意就是這麼一回事。

要在哪個階段進行，由負責人決定。儘管如此，在期限之前不輕易妥協，「盡力了」、「想到這個程度已經可以了」，堅持到所有人都這麼想為止。而且，就算展開商品開發，更要發揮不妥協的創造力，達到更高水準，然後著手進行更優的銷售、廣告與宣傳。

我總是說「再想一星期吧」、「再給一天時間」，相信這個簡單的要求不只是激發員工的創造力，也是為了引導出堅持到底的祕訣。

坐不舒服的椅子——讓自己常處逆境

為了在關鍵時刻發揮實力，持續努力提升自己的潛能也很重要。

常言道：「逆境使人成長。」身處在逆境中，確實能夠誘發你提升自己的能力。

發生問題後，煩惱著「該怎麼辦」，雖然覺得痛苦卻仍不斷思考，終於找到了解決方法，這時候你已經有所成長。

為了向員工說明進入逆境、置身其中的重要性，我經常以「坐不舒服的椅子」來比喻。

舒服的椅子與不舒服的椅子相比，後者能夠促使自己成長。坐舒服的椅子會讓人想打瞌睡，自然無法產生好成果；而坐不舒服的椅子，等於是自己主動尋求辛苦的事，這種態度將有助於提升自我。

有句話說「火場的爆發力」，意思是遭遇緊急狀態時，往往能夠發揮想像不到的能力。人類擁有無窮的能力，一旦受到逼迫就會發揮出來。

「不舒服的椅子」到處都是，簡言之就是「自己討厭且不想做的事」。透過接受那樣的工作，就敢於接近逆境。

覺得麻煩的工作就不交給部屬。正因為是麻煩的工作，所以自己接下來做。接受大家討厭的工作，對自己一定有幫助。

認真迎戰員工，最後微笑以對

說了這麼多，都是比較嚴肅的內容。不過，如果沒有那樣的態度，工作應該就無法有所進步、獲得成功。

累積努力，不斷成長，與優秀員工競爭，對我來說也是一種樂趣。

開發參與委員會的會議也是在和參與的員工競爭。不以威權強行推動、強硬決定，而是為了達成真理和事實相互競爭。

即使面對尚不成熟、處於成長階段的對手，依然認真迎戰，找出對方的弱點，也就是能夠進步的地方，然後立刻拔刀，使勁地刺向底限，在快接近底限之際停手。當對方以為「被打敗了」的瞬間，便微笑以對。若以這樣的心態與員工對話，我想員工會更加認真、提高衝勁，覺得工作是件有意義的事。

為了貫徹「點到為止」的管理風格，就必須要有能夠點到為止的技術與意志力。我認為那不是簡單就學得來的能力，必須靠自己領悟。

沒有真正的實力就會畏縮，無法將刀尖逼近對方。另一方面，光靠猛烈氣勢出刀的人，無法點到為止、一刀刺中，阻斷對方的成長。在經營這條路上，那是為公司帶來負面影響的行為，也是導致自我毀滅的原因，絕對不能忘記這一點。

第8章 從失敗中學習的經營精神——謙虛不驕傲

1 為自己的失敗深刻反省

大獲成功的合資事業遭遇的晴天霹靂

小林製藥過去經歷過數次嚴重的失敗。如果是在成長顯著的時期，一項新產品的失敗只要馬上收手、設法控制損失，也能挽回頹勢。

但必須留意的是，即使經歷這樣的失敗卻還能持續成長，就會產生傲慢的心，完全忘了要保持謙虛。這正是我一直向員工傳達「謙虛不驕傲」這種心態很重要的原因。

小林製藥的大失敗案例有兩個，我一直視為「教訓」來告誡員工。

第一個失敗與假牙清潔錠「保麗淨」（Polident）有關（保麗淨現在由葛蘭素史克股份有限公司（GSK）販售）。

這是小林製藥最大的失敗。保麗淨原本是美國的Block Drug公司在美製造、販售的商品，我是在美國留學期間知道這項商品，心想總有一天小林製藥也要賣這樣的商品，因為高齡市場將來會是日本重要的市場。

一九七〇年與Block Drug公司企業聯盟，小林製藥成為日本的總經銷商。在銷售步上軌道的一九七六年，雙方各自出資五十%，成立合資公司「小林Block」。小林Block除了保麗淨假牙清潔錠，還有製造、販售假牙黏著劑「Poly Grip」，以及抗敏感牙膏「舒敏」（Schmitect）[23]。

23 舒敏是知名牙膏品牌舒酸定（Sensodyne）在日本的註冊商標。

這些都是當時日本沒有的獨特商品，正好命中目標，小林Block因此急速成長，年營收在一九九〇年代達到將近一百億日圓。

然而，在公司設立即將滿二十年的一九九五年，Block Drug公司突然通知要求解除合資事業，對我們來說簡直是晴天霹靂。

合資公司通常難以長久經營，在業界中的成功例子很少見，就連現今的日本也沒幾家合資公司。因此，破例成功的小林Block為何會收到這樣的通知，實在令人摸不著頭緒。但仔細想想，這樣的成功屬於小林製藥，對Block Drug公司並非如此。

儘管如此，「保麗淨」、「Polygrip」、「舒敏」都是Block Drug公司的品牌。這些商品賣得愈好，在日本的知名度就會提高，我們自認對此有所貢獻，但這樣的想法正是我們的自大與傲慢。

我們認為營收順利成長，對Block Drug公司來說應該是沒有任何問題，但「只有小林製藥賺錢」這樣的不公平感覺持續了十多年，以至於對我們累積了相當大的不信任感。

事後回想，我們完全沒有去理解對方的不滿，像是市場行銷和廣告宣傳費的投入全都是由我們決定，根本沒有考慮要納入Block Drug公司經營團隊的想法。

最後，我們表達了理解對方的主張，同意在一九九六年六月解除合資。

「賣得好」的自大心態造成疏忽

在解除合資的前一年，保麗淨超越了SAWADAY和BLUELET，成為小林製藥的當家品牌。光是保麗淨就創下約七十億日圓的營收，如果包含其他產品在內，則約有一百億日圓的營收。而這些就在解除合資後化為泡影。

在開始生產足以對抗的假牙清潔劑新產品「Tough dent」之前，我們歷經千辛萬苦不斷努力，在解除合資的兩個月後推出了新產品。

Tough dent推出時，我們召集全國的客戶拚命宣傳，這番努力沒有白費，終於成長為小林製藥的主力產品之一。話雖如此，在日本國內的市占率仍是保麗淨稱冠，Tough dent居次，彼此間存在著懸殊的差異。我想，這完全是我們的自大心態導致的結果。

因為業績好而樂昏頭，結果反而被將了一軍，這是任何時代都會發生的事。以小林製藥的情況來說，是因為欠缺真誠面對、思考成果所出現的巨大落差。在被指正之前，沒有主動尋求改變。自以為是的經營，結果嘗到了重大的挫折感。

陷入這種狀況的主要原因，也可說是缺乏溝通所造成。雖然每年都會舉行兩次合資公司的董事會，但都非常形式化。原本應該是Block Drug公司和小林製藥共同商討市場行銷戰略或利益分配等事項，卻完全沒有進行這些討論。直到今日，我仍然深刻反省。

信賴是經營上不可或缺之事，以小林製藥的情況來看，清楚擺在眼前的後果就是失去了一百億日圓的營收。那年製造部門的年營收約五百七十億日圓，相當於失去超過約十七%的營收。

不過，從結果看來，小林製藥因此有了獨自的品牌「Tough dent」，這也不全然是壞事。「保麗淨」是Block Drug公司的品牌，賣得再好也不會成為小林製藥的品牌。如果買下這個品牌，需要有龐大的資金。保麗淨在日本的成功無疑是小林製藥的功勞，可是有必要為了擁有它而花大錢嗎？我對此感到非常疑惑。

解除合資時，營收比例從「一百比零」提升至「七十比三十」，對於員工付出的努力也必須給予評價。從零成長至三十，可見小林製藥擁有多少實力，這是很珍貴的經驗。

儘管因為和Block Drug公司解除合資，失去了口腔護理領域約一百億日圓的營收，但靠著培育開發的新產品（口氣清新錠、生葉牙膏、炭粒牙膏等）與既有商品（局部假牙清潔劑、牙線棒、假牙黏著劑），甚至超越了當時的事業規模。

退出醫療器材事業

除了保麗淨，我也曾因為醫療器材事業造成公司巨額的損失。保麗淨這起事件是因為小林製藥的自大與傲慢所導致，接下來要介紹的案例是因為不了解現場情況、做出誤判所導致的失敗。

除了醫藥品和衛生日用品，小林製藥也曾和美國的醫療器材廠商「巴德」公司（C. R. Bard），共同設立銷售醫療器材的合資公司Medicon。巴德公司是我在美國留學時期四處奔波考察時認識的公司。一九七二年，小林製藥和以藥品代理商為中心的集團合資，創立了日本Medico，這是一家進口並銷售巴德公司醫療器材的公司。之後巴德公司與小林製藥各出資五十%，成為合資公司Medicon。

雖然小林製藥沒有醫療器材的相關知識，年營收仍成長至約兩百五十億日圓，醫療器材事業成為小林製藥的「第三支柱」。

小林製藥與巴德公司達成良好的利潤分配，發展得非常順利。然而二〇一三年起，日幣急速升值，進口代理商Medicon的經營變得十分嚴峻。此時巴德公司提議，「想百分之百出資經營」，在不斷的交涉後，小林製藥在二〇一五年將所持股份全部賣給巴德公司。

對小林製藥來說，即使持續經營醫療器材事業，但無法和既有事業創造加乘效果。考量到彼此的未來，決定以雙贏的狀態退出這項事業。

問題出在看見Medicon的成功而另外設立的醫療器材事業。Medicon設立二十年後的一九九二年，小林製藥成立醫療器材事業部（小林醫療），同時經手銷售其他領域的醫療器材。主要是從美國或歐洲引進醫療器材，以總代理商的形式銷售。

當時多角化經營的風潮正盛，小林製藥也開始了醫療器材的總代理商事業。這項事業發展得很順利，年營收成長至一百億日圓左右，於是有了不只是銷售還要著手製造、成為醫療器材製造商的念頭。

因此，我們收購了美國的醫療器材製造商，但發展得並不順利，損失約四十億日圓，最後賣掉。經過這次教訓卻沒學乖，仍想收購美國其他家醫療器材製造商，結果還是發展不順，又賠了約四十億日圓。

兩次的收購總共造成八十億日圓的損失，所有的責任都在我身上。第一次是我擔任社長的時期，第二次是會長的時期，指示收購的人都是我。

兩次失敗的背後存在最初的成功

反省失敗的原因，就是涉足了沒有加乘效果的領域。當時大肆鼓吹的多角化經營，也是因為跨入沒有加乘效果的領域。小林製藥原本經手的醫藥品與新加入的醫療器材都算是「醫療產業」，但說到底，小林製藥仍是以一般消費者為對象的醫藥品製造商。

最大的不同就在於銷售對象，醫療器材的銷售對象是醫院。一般消費者和醫院的銷售方法與途徑完全相反，就算是小林製藥製造的醫藥品，也不能在醫院裡販售。醫療器材也是如此，我們卻沒有察覺到以小林製藥的實際知識很難販售這個事實。也就是說，我們進入了不了解現場的領域。

因為Medicon的成功經驗，在醫療器材事業獲得成功，自以為就算收購美國的公司，也會發展得很順利。

但Medicon和小林製藥沒有加乘效果，最後賣給了巴德公司。即使沒有加乘效果，銷售成績依然亮眼，那是因為產品好。由於產品獨特，就算是讓業界門外漢的小林製藥來賣，還是有人願意購買。產品開發是由巴德公司負責，銷售則由Medicon處理，再加上產品獨特，所以才會成功。

另一方面，小林製藥後來收購公司的產品有很多競爭對手，以小林製藥的實際知識根本就賣不掉。我們沒有仔細看出產品真正的成長力便草率進行收購，鎖定的是大池裡的小魚。

說穿了，是因為我缺乏醫療器材方面的知識而導致這樣的結果，忽略了醫療器材的現實面。既然缺乏知識，就要交給別人，但交給別人的生意沒那麼容易做成功。明知是自己不懂的領域，依然投入資金想讓公司成長，真是不自量力。

2 支撐經營的是「人」

首先思考「由誰擔任組織領導者」

因為最終裁決者、亦即身為負責人的我的誤判，導致經營上的大失敗，在挽救的過程中，我深刻體認到人的重要性。

收購公司，這是著手和既有事業有加乘效果的事業。我切身感受到，即使經營上的判斷正確，最後如果沒有適合擔任領導者的人才，公司營運就不可能順利。

因此，當公司內部進行組織變革、制定組織圖時，我下達了這樣的指示：「想一想要讓誰擔任組織的領導者，或是想讓誰擔任這個角色，寫出那個人的名字。」如果不這麼做，以組織的立場進行改革，結果就會像我的失敗一樣，反而提高了某處產生瑕疵的危險性。

相反地，若能獲得適合的人才，進行適當的經營，即使是應該賣掉的子公司也會大翻身，逆轉為不想賣掉的結果。

有人說「事業即人，企業即人」，但我認為，實際上應該要檢視能否做到有效利用那種想法的工作或經營。

謹慎判斷要交付給誰，一旦託付了，就要有耐性地交給對方。以「不完全託付」的心態加以守護。託付者也要負起最終的責任，無論工作大小，都得具備這樣的責任意識。

從八十億日圓損失得到的教訓

即便知道不要重蹈覆轍，不過就像我在前文坦承的，收購美國醫療器材廠商讓小林製藥重複經歷失敗。因為有過第一次的失敗，事實上我對第二次的收購並沒有什麼意願。

我曾經拒絕過一次，因為對方說「請再給我一次機會」，所以又進行了一次簡報會議。「只要交給他就沒問題。他是美國人，可以做得很好。」對方甚至為我介紹了負責經營的社長。在不斷地勸說下，我心中也產生了「這樣應該沒問題」的念頭。

如果是針對一般消費者的醫藥品或衛生日用品，我能發揮一定程度的直覺，也明白現場的實際情形，然後進一步討論這項商品是否賣得掉。但在醫療器材這個領域，我是個門外漢。

那家公司是美國的醫療器材製造商，可是我沒有親自考察過醫療現場，全然不知道在醫療現場使用那個醫療器材的可能性有多大。

雖然董事會也了解這件事，但董事之中沒有人懂醫療器材，他們都是抱著「既然會長或社長說要做，那就照做」的想法。那項事業就在所有人都沒有把握的情況下展開，最終造成四十億日圓的虧損。

這個失敗是因為涉足自己不了解的領域，在缺乏現場資訊的狀態下做出誤判。偏離現場主義，正是失敗的原因。

有關收購的關鍵，在於小林製藥充分了解現場。我從兩次的收購個案中學到這個道理，於是賣掉美國的醫療器材製造商，之後以實業公司分拆的小林醫療轉讓給其他公司。

另一方面，在熟悉現場的領域，收購就會進行得很順利。如前面所述，二〇〇六和一二年在美國收購的Heat Max和Grabber這兩家暖暖包製造商，如今在美國的暖暖包市場擁有約七成的市占率。

若是自己了解的領域，即使進軍世界，成功的可能性也會提高。但對於不了解的領域就必須慎重考慮，這是我從八十億日圓損失得到的教訓。

沒有比公司和員工的鬆懈更可怕的事

俗話說：「千里之堤，潰於蟻穴」，意思是一個小蟻穴就能讓大堤防崩解。曾經有一段時期，小林製藥全體員工每天工作時都深切體悟到這個道理。那個失敗對前面多次提到的經營基礎「BLUELET」這個品牌，造成了極大的傷害。

名為「銀之BLUELET」的新商品違反了日本《景品標示法》，不只對顧客，對許多相關業者也帶來莫大的困擾。

商品中添加的「銀離子」效果雖然具有科學實證，但當時我們過度強調它的效果，使用誇張的表達方式導致觸犯法規。

商品在上市之前應該已經通過公司內部嚴格的審查，想必是某個環節鬆懈的結果，而這就是出於自大或傲慢的心態。

當時我們都自負地認為，BLUELET是小林製藥的最強王牌。

「這點小事ＯＫ啦，應該不會有問題。」就是這種鬆懈的心態引發重大的過失。這件事讓公司喪失了信譽，現場第一線員工向造成困擾的人低頭認錯，同時回收產品，內心苦澀萬分。

但如果始終保持緊張感，謙虛真誠地面對工作，應該就不會發生這樣的事。

此外，雖然沒有直接對外部人士造成困擾，在這段成長期也落入了其他陷阱。

那是二〇〇〇年在大阪府茨木市建蓋新研究所的事。一直以來，小林製藥的研究所和工廠都設在相同的地方，在我擔任常務的時期，安摩樂和BLUELET都是在那個研究所進行開發。因為是非常小的研究所，隨著公司成長、研發人員增加，空間變得更加狹窄。

研究所是小林製藥的心臟。是時候建蓋新的研究所了，於是展開行動。以前的研究所很狹窄，大家工作時併肩而坐，彼此之間溝通密切，馬上就會知道誰在做什麼、在哪裡遇到瓶頸。我確信那樣的環境是開發優秀新產品的泉源之一。

就在寬敞嶄新的研究所完成後，我在落成典禮上對著所有研究員這麼說：「各位，很高興我們的新研究所蓋好了，真是太好了。這裡和以往的環境簡直天壤之別，每個人都擁有充足的工作空間，能在良好的環境中工作。不過，工作不是環境或設備在做，而是在場的各位。千萬不能有自大的心態。要是覺得『比以前變得氣派許多，真了不起』，那可不行。工作的人是各位，產品並不是這棟建築物做出來的。」

我不斷地這麼說，再三警惕員工。

不可思議的是，幾年過後，都沒辦法開發出優秀的新產品。

至今我仍然認為，蓋了新研究所產生的自大心態是主要原因。

共同空間變寬敞，彼此之間反而不易溝通，不知道誰在做什麼，也無法掌握彼此的狀況，就算想幫忙，也不知道該做什麼。結果，陷入了無法創造好成果的負面循環。

直到所有人都反省「這樣下去不行」、「不能太依賴舒適的環境」，實際上經歷了將近五年的時間，才讓工作場域恢復了原本的氣氛。

「氣派的總公司大樓」潛藏的陷阱

二〇〇九年，總公司遷移時也遇到了「成長的陷阱」。

由於總公司所在的舊大樓辦公室不足，許多部門分散在舊大樓附近，為了集合那些部門並整頓方便工作的職場環境，於是將總公司遷移至舊大樓的對面。

我原本很反對這件事，即使現在的大樓有不便之處，新大樓也不必得要自己蓋，採用租借方式就可以了。一如建蓋了新研究所後，卻讓員工覺得「小林製藥很了不起」，那樣的傲慢心態在公司內蔓延，導致業績下滑，我真的很擔心舊事重演。

儘管如此，最後還是決定要建蓋新大樓，無奈之下，我提出了建議，即「新大樓不是小林製藥來蓋，而是交給大型不動產公司」，這項提議獲得了公司內部的同意。因此，現在的總公司大樓土地屬於小林製藥所有，但建物是向大型不動產公司租借。另外還有一件事，總公司遷移的時候，我們限制了進入新大樓的員工人數。將近一半的員工不是在新大樓，而是在附近租借其他場所工作。我知道許多員工為了建蓋新大樓而感到雀躍興奮，這麼做對他們感到很抱歉，但為了避免蓋新研究所時造成的錯誤再次上演，只好做出這個痛苦的經營判斷。

一般家庭也是如此，「蓋了新房子，家人就生病」。蓋了新房子，親朋好友誇讚「真了不起」，聽著聽著就會覺得自己做了很棒的事，然後高估

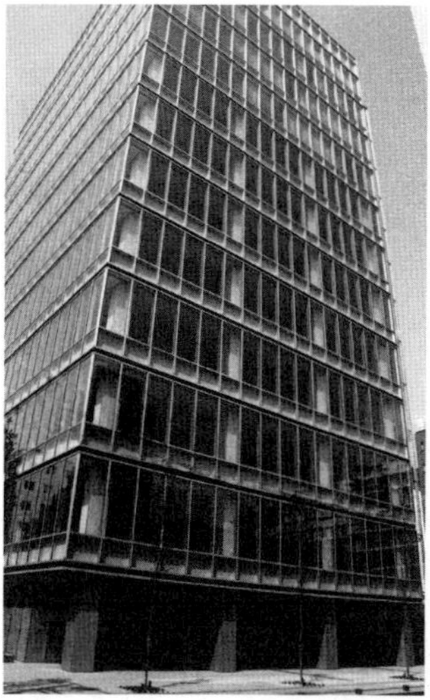

2009年完工的新大樓，名為「KDX小林道修町大樓」。

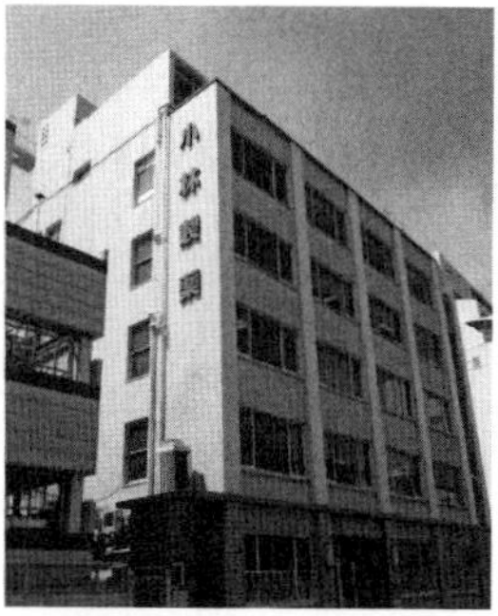

總公司舊大樓，在目前總公司大樓的對面。

自己，產生鬆懈之心。有句話說：「百病生於氣」，一旦鬆懈，一家人就容易忽視健康，我就是這樣想的。

但即使採行我想的對策，新大樓開始建蓋之後，小林製藥也出現了不太好的情況。就算有所留意，還是發生各種問題，在各個層面產生了嫌隙。為了改善那樣的狀態，我曾經跑到高野山焚燒護摩木，以進行祈願。

一般家庭蓋了新房子會有

人生病，也許有些人認為那是一種迷信，但我堅信，公司的確會因為新建築產生自大或傲慢心態而影響業績。

自古以來，大阪的生意人如果被問到生意如何，生意好的人總是回答：「馬馬虎虎還過得去。」

小林製藥的員工假如聽到客戶說「貴公司真是了不起」，希望他們能夠發自內心地回答：「不不不，我們還有很大的進步空間。」

有句話說：「驕兵必敗」，不要覺得只靠自己的力量就能擴大業績，那都是仰賴客戶和許多相關人員才能達成。而且要由衷地感謝對方，成為充滿謙卑自信的公司，一個具體實現「稻穗愈豐實，頭垂得愈低」[24]的公司。

為了維持那樣的態度，將應該深切反省的失敗透明化，當做未來的教訓確實傳達給員工，我想這是我身為會長的職責。

不輕忽，不驕傲，保持謙虛

小林製藥遭遇失敗後，一定會進行檢討會議。針對重大的失敗都是在執行委員會議上召開，但原因大都是自大與傲慢，缺乏謙虛的行動。「這點小事我知道。」「不會發生這種事。」「不用擔心，沒問題啦。」……就是那樣的自大心態招致失敗。

若懂得謙虛思考，就會發現「那時應該這麼做」的反省之處。在員工教育上，我很重視徹底做到這件事。

二〇二〇年三至四月，日本因為新冠疫情流行面臨口罩荒。雖然小林製藥也有生產口罩，但無法從中國進口製造口罩的不織布，造成有段時期沒辦法製造，加上有一部分的口罩也是自己進口，因此沒辦法販售。

24 意指愈是真才實學、品格高尚的人，愈是謙虛。

為了不重蹈覆轍，持續提醒員工

如前文所述，一九六〇年代起，小林製藥傾力於製造部門，加快成長速度，二十年前的規模和今日相比，有著懸殊的差距。

老員工自然會有「公司是靠我們才有今天的局面」這樣的想法與自負，不過就像「成功的報復」[25]或「創新的兩難」[26]，有時過往的成功經驗會在不知不覺間成為阻礙下次成功的主要原因。

無論公司規模變得多大，要讓所有員工保持「還要再多努力」、「好還要更好」的心態，真的是非常困難的事。

因此，直到現在，我仍然經常告訴員工：「業績不好，就是自大和缺乏謙虛的態度所造成。」

懂得謙虛，感恩社會給予的良好評價，就會想要更加努力，眾人齊心協力，為顧客提供更好的服務。為了在公司醞釀這種積極的氛圍，就要充分掌握且活用過去的成功，同時分析失敗並學習，孜孜不倦地做好這些理所當然的事。身為會長，支援這些行動既是我的使命，也是職責。

此外在個人方面，有所謂的積陰德或施恩不求報的美德，我也經常告誡員工，每天告訴自己在別人看不到的地方積極行善是很重要的。

雖然都是一些瑣事，例如研究所公共廁所的拖鞋放得亂七八糟時，不要覺得有人會去整理，如果看到了就自己主動擺放整齊；如果廁所的洗手台被水花濺得到處都是且看起來很髒，就拿起面紙擦拭乾淨。

這樣的行為是日本人長久以來培養而成的美德表現，也是一種美好的習慣。

25 「成功的報復」是一種經營悖論，係指優秀公司的成功經驗，反而阻礙了它下一次的成功。

26 「創新的兩難」（The Innovator's Dilemma）是一種企業經營理論，由克雷頓·克里斯汀生於一九九七年首次提出，用來說明何以大企業會輸給新創企業，失去主導地位。

另外，這是我自身的經驗，累積陰德或美德的人也會在每天的工作中展露他的「德行」。

所謂的「德」，即使刻意隱藏，還是會被察覺。不為人知累積的德行會讓他人產生好感或敬意，進而把幸運吸引到身邊。而且，能夠察覺到這些陰德的人，或許就是適合成為領導者的人。

部屬為了麻煩辛苦的工作四處奔波，忙得團團轉，即便如此，還是認真完成任務，搞得自己精疲力盡、臉色很差。留意到這種狀況時，主動詢問一聲：「你看起來很累，有什麼我可以幫忙的事就儘管說！」光是這樣一句話，有時就能撫慰部屬疲憊的身心。

在市場行銷方面，商品命名和廣告宣傳也是如此。發揮創造力，在找到簡單易懂的名稱或廣告標語之前，負責的人在其他人看不見的地方究竟付出了多大的努力，領導者應該要能夠想像這一切。

推出口腔護理商品「口氣清新錠」時，創造了「讓口氣從體內煥然一新」的宣傳語；擴大銷售「生葉」牙膏時，將齒槽膿漏的牙齦比喻為「熟透的番茄」。

一個透過不斷獨自努力、構思出充滿「小林風格」語言的人成為了領導者，就會立刻知道那樣的過程有多麼艱辛。想像一下負責人在創造出名稱來源的創意之前，付出了多大的心力，並對他們的「執著」感到敬佩。

我始終堅信，這樣的領導者和員工心意相通，齊心協力聯手創造的新商品受到消費者喜愛，最後就會提升小林製藥的業績，開創理想的未來。

實戰智慧館 527

你想到，我做到

小林製藥從「小池大魚」出發，讓創意熱賣的經營祕訣

作者 —— 小林一雅
構成協力——藤木英雄（PHP研究所）
譯者 —— 連雪雅

主編 —— 陳懿文
封面設計 —— 萬勝安
內頁設計編排 —— 陳春惠
行銷企劃 —— 舒意雯
出版一部總編輯暨總監 —— 王明雪

發 行 人 —— 王榮文
出版發行 —— 遠流出版事業股份有限公司
104005臺北市中山北路一段11號13樓
電話：(02)2571-0297 傳真：(02)2571-0197 郵撥：0189456-1
著作權顧問 —— 蕭雄淋律師

2023年2月1日 初版一刷
定價 —— 新台幣380元（缺頁或破損的書，請寄回更換）

ISBN 978-957-32-9929-5
遠流博識網 http://www.ylib.com E-mail:ylib@ylib.com
遠流粉絲團 https://www.facebook.com/ylibfans

國家圖書館出版品預行編目（CIP）資料

你想到，我做到：小林製藥從「小池大魚」出發，讓創意熱賣的經營祕訣 / 小林一雅著；連雪雅譯 . -- 初版 . -- 臺北市：遠流出版事業股份有限公司 , 2023.02
面； 公分
譯自 : 小林製薬アイデアをヒットさせる経営

ISBN 978-957-32-9929-5(平裝)

1.CST: 小林製藥 2.CST: 製藥業 3.CST: 企業經營 4.CST: 行銷策略

418.61 111020597